DNA-Revolution:

Ätherische Öle

als Schlüssel zur

Epigenetik

Glück und Wohlbefinden

in deinen Händen

Maria L. Schasteen

Was hier gesagt und geraten wird, soll keinesfalls den Arzt oder Heilpraktiker ersetzen, sondern es will vielmehr das Allgemeinwissen und den Wert natürlicher Heilkräfte erweitern, damit man sich bei Bedarf selbst helfen kann.

Die Autorin und der Verlag können jedoch keine Haftung für Folgen aus dem richtigen oder unrichtigen Gebrauch der hier bereitgestellten Informationen und Rezepte übernehmen.

Originalausgabe - 1. Auflage 2024

Titel: "DNA Revolution: Ätherische Öle als Schlüssel zur Epigenetik - Glück und Wohlbefinden in deinen Händen"

Name des Autors: Maria L. Schasteen

ISBN: 9798880160037

Du bist der Schöpfer deiner Welt, der
– bewusst oder unbewusst –
seine Gene ein- oder ausschaltet.
Schalte die Glücks-Gene ein!

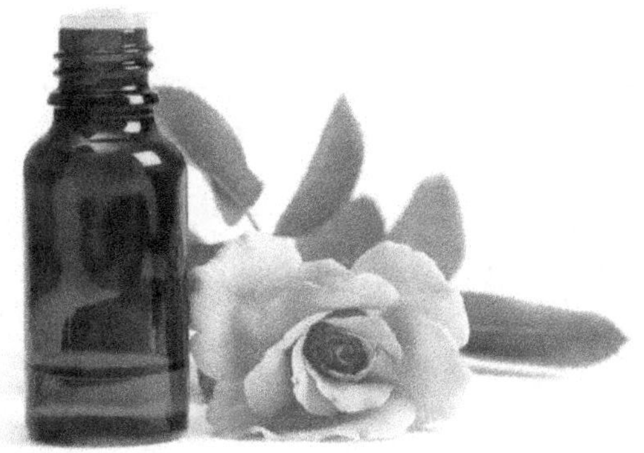

Inhaltsverzeichnis

Dein Schicksal liegt in deiner Hand

In der Tiefe unseres Wesens, in den feinsten Fasern unserer DNA, schlummert ein Geheimnis. Ein Geheimnis, das so alt ist wie das Leben selbst und doch erst in den letzten Jahrzehnten an die Oberfläche unseres Bewusstseins dringt. Es ist die Erkenntnis, dass wir nicht nur passive Empfänger unserer genetischen Erbschaft sind, sondern aktive Gestalter unserer genetischen Zukunft.

"Die Gene sind nicht unser Schicksal", sagt der berühmte Genetiker Bruce Lipton. *"Sie können durch veränderte Umweltbedingungen aktiviert oder deaktiviert werden."*

Als „*veränderte Umweltbedingungen*" spielen neben Ernährung, Bewegung und gesundem Schlaf, auch ätherische Öle eine prominente Rolle. Sie könnten als „*kleine Epigenetiker*" bezeichnet werden, denn sie dringen mühelos zu den Genen vor und schalten „Glücks-Gene" ein und „Krankheits-Gene" aus.

Epigenetik: Die DNA-Revolution des Jahrhunderts

Epigenetik ist ein neuer Wissenszweig, der die Genetik und alles was bisher darüber gelehrt wurde, auf den Kopf stellt. In der Wissenschaft wird Epigenetik heute als die DNA-Revolution gefeiert, weil man herausfand, dass Gene nicht starr und unveränderlich sind – was die alte Lehrmeinung war – sondern durch Umwelteinflüsse verändert werden können.

Dieser Gedanke der Genmodulation ist der Kern der Epigenetik, einer Wissenschaft, die das Verständnis von Gesundheit und Krankheit in der heutigen Medizin revolutioniert.

Die Epigenetik lehrt uns, dass unsere DNA kein starres Schicksalsbuch ist, sondern eher eine Art Notenblatt. Die Melodie des Lebens wird nicht nur durch die Noten bestimmt, die auf dem Blatt stehen, sondern auch durch die Art und Weise, wie sie gespielt werden.

Menschen sind ein Echo ihrer Wurzeln, geformt durch die Wege, die sie beschreiten, die Bildung, die sie empfangen, und die Traditionen, die sie leben. Während die Ureinwohner im Einklang mit der Symphonie des Windes und des Sonnenlichts durch die Steppen ziehen, eilen Geschäftsleute in der Hektik der westlichen Zivilisation oft an den eigentlichen Melodien des Lebens vorbei. Die Partitur mag zwar Luft und Sonne als gemeinsame Noten führen, doch die Art, wie diese Grundelemente des Daseins in uns widerhallen, komponiert ganz eigene Lebenslieder.

Bruce Lipton sagte einmal:

*"Die Tatsache, dass wir
Änderungen an unseren Genen vornehmen können,
ist eine der größten Entdeckungen der Wissenschaft."*

Aber ich persönliche sehe die Epigenetik nicht als eine „Revolution", sondern – als das Leben selbst, wie es seit Anbeginn der Menschheitsgeschichte auf der Erde (und anderen Planeten) schon immer abläuft. Nämlich:

Geist über Materie!

Was ist es, das im verborgenen Tanz unserer Gene die Führung übernimmt, sie zum Klingen bringt oder in Stille hüllt? Mehr noch als die Umwelt, sind es nicht unsere Gedanken und Gefühle, die wie sanfte oder stürmische Winde über die Landschaft unserer Gene wehen und sie veranlassen, zu reagieren und sich zu verändern?

Der Geist dirigiert das Orchester unserer Existenz. Wir haben nicht nur einen Körper, sondern sind Geistwesen, eingebettet in diese irdische Hülle. Viele Menschen leben jedoch in Unkenntnis dieser Wahrheit, lassen sich von den Strömungen des Alltags mitreißen, beklagen das, was ihnen missfällt, und übersehen dabei das Potenzial, das in ihnen schlummert.

Ätherische Öle aber scheinen dieses Geheimnis des Lebens sehr wohl zu kennen. Sie berühren nicht nur unseren Körper, sondern auch unsere Gefühle, und erinnern uns daran, dass wir die Architekten unseres eigenen Glücks sind.

Diese Boten der Natur, diese Seelen der Pflanzenwelt, erfüllen ihre Mission mit unerschütterlicher Hingabe. Unbeirrt widmen sie sich unserer Gesundheit und unserem Glück. Denk an das Lächeln, das der Duft einer Rose auf deine Lippen zaubert, oder wie ein einziger Tropfen Zitronenöl dein Inneres mit Sonnenlicht durchflutet. Sie schenken uns genau das, was wir in diesem Moment am meisten benötigen: Liebe, Mut, Hoffnung, Heilung oder reine Lebensfreude.

Durch die Einblicke in die Epigenetik erkennen wir, dass unsere Gedanken und die Werkzeuge, die wir wählen, um unsere Lebensqualität zu bereichern, uns in eine Welt voller unentdeckter Möglichkeiten führen. Sie laden uns ein, die Zügel unseres Wohlergehens selbst in die Hand zu nehmen und verdeutlichen, dass wir die Regisseure unserer Gesundheit sind. Wir bestimmen, welche Ressourcen wir mobilisieren, um unser Leben zum Besseren zu wenden. Ätherische Öle spielen in diesem Orchester der Heilung eine besondere Rolle, denn mit jedem Atemzug und jeder Anwendung eines Tropfens dieser kostbaren Essenzen gestalten wir unser Wohlbefinden neu.

Der verborgene Sitz unserer Gene:
Im Kern des Lebens

Wenn dein Kind dich fragt: Wo sitzen die Gene in unserem Körper?

Dann kannst du das Spiel des Lebens so erklären:

Stell dir vor, dein Körper ist wie eine riesige, superkomplexe Stadt, die aus vielen verschiedenen Gebäuden besteht – das sind deine **Zellen**.

In jeder dieser Zellen gibt es eine Art "Kontrollzentrum" oder Hauptquartier, das man den **Zellkern** nennt. Innerhalb dieses Zellkerns befindet sich etwas wirklich Wichtiges und Wertvolles: die **DNA**. Die DNA ist wie ein riesiges Archiv von Informationen und enthält die Bauanleitungen für alles, was in deinem Körper passiert – wie er funktioniert, wie du aussiehst und sogar wer du bist und wie du dich im Leben verhältst.

Die **Gene** sind wie spezifische Bücher in diesem riesigen Archiv. Jedes Buch (oder Gen) enthält einen Satz von Anweisungen, die bestimmen, wie die Teile deines Körpers gebaut und betrieben werden. Einige Gene könnten Anweisungen enthalten, wie deine Augen gebildet werden sollen, welche Farbe sie haben oder wie dein Immunsystem Krankheitserregern begegnet.

Also, um es einfach auszudrücken: **Deine DNA und Gene sitzen im Zellkern jeder deiner Zellen**, und sie sind wie die ultimative Bibliothek, die alle Informationen enthält, die benötigt werden, um dich zu "bauen" und am Laufen zu erhalten. Es ist ein gigantisches, lebendiges Programm, das dich ausmacht!

Und was haben ätherische Öle mit Epigenetik zu tun?

Ätherische Öle sind flüchtige Pflanzenextrakte, die mit einer erstaunlichen Vielfalt an biochemischen Verbindungen ausgestattet sind. Sie haben die Fähigkeit, auf zellulärer Ebene zu interagieren und biochemische Prozesse zu beeinflussen.

In diesem Buch werden wir entdecken, wie ätherische Öle als **Schlüssel zur Epigenetik** dienen, denn sie sind die geballte Kraft der Natur in einem einzigen Tropfen! Sie haben die Kraft unser Leben zu verändern. Davon handelt dieser Ratgeber.

Was dich in diesem Buch erwartet

Wir werden lernen, wie ätherische Öle unsere Gene beeinflussen können - nicht indem sie ihre Sequenz verändern, sondern indem sie bestimmen, welche Gene aktiviert oder deaktiviert werden. Wir werden sehen, wie sie dazu beitragen können, chronische Krankheiten zu lindern, das Immunsystem zu stärken, Depressionen, Ängste und Panikattacken zu transformieren und das allgemeine Wohlbefinden zu fördern.

Wir werden auch die neuesten wissenschaftlichen Erkenntnisse über die Wechselwirkungen zwischen ätherischen Ölen und unserer DNA erforschen und feststellen, dass viele der traditionellen Anwendungen von ätherischen Ölen – von der Aromatherapie bis zur natürlichen Heilung – tatsächlich auf solide wissenschaftliche Grundlagen gestützt sind.

Es ist eine faszinierende Reise in die Tiefe unseres Wesens, in die bislang verborgenen Landschaften unserer DNA. Es ist eine spannende Reise, die uns nicht nur ein tieferes Verständnis unserer eigenen Gesundheit und unseres Wohlbefindens vermittelt, sondern auch neue Möglichkeiten für Prävention und Heilung eröffnet.

Das Geheimnis ungeahnter Macht: Ätherische Öle und Epigenetik enthüllen dein wahres Potenzial!

Ätherische Öle ermöglichen es uns, aktiv an der Gestaltung unserer genetischen Zukunft mitzuwirken. Sie erinnern uns daran, dass wir nicht das Opfer unserer genetischen Erbschaft, sondern in Wirklichkeit Meister unseres genetischen Schicksals sind – ob wir es nun wissen oder nicht.

Meister sind wir deshalb, weil wir nicht unser Körper „sind", sondern – wie ein Feldherr – unsere Gene mit Hilfe der Epigenetik befehligen. Wir sind weder unser Körper, noch unsere Gefühle oder Gedanken. Wir haben all diese Hilfsmittel in diesem Leben – aber wir SIND Seele, ein Funke Göttlichkeit, in einen Körper gehüllt. Das ist das uralte Geheimnis des Lebens, eine Wahrheit, auf die die Epigenetik unweigerlich aufbauen muss. Sie zeigt ganz klar, warum Umwelteinflüsse durch unsere – von der Seele gesteuerten – bewussten Gedanken, Gefühle und Handlungen unsere Gene und dadurch unsere äußeren Situationen ändern können. – Sie schalten Schalter des Glücks ein- und Krankheitsschalter, die auf den Genen sitzen, aus, wenn wir um dieses Geheimnis Bescheid wissen.

Dabei ist anzumerken, dass ätherische Öle, diese heilsame Essenz der Natur, grundsätzlich zu unserem Wohl arbeiten. Sie wollen uns vor schädlichen Umwelteinflüssen schützen. Sie transformieren trübe Gedanken, die unerwünschte Situationen wie Krankheit oder Not in unser Leben bringen können. All das bewerkstelligen sie allein durch ihren lieblichen Duft, der oft hunderte biochemischer Bausteine beinhaltet, die mit unseren Zellen kommunizieren. Sie arbeiten mit feinstofflicher Leichtigkeit, Schnelligkeit und Präzision, um uns mit Mut, Hoffnung und Freude zu beglücken und unsere schweren Lasten zu erleichtern und schließlich komplett zu transformieren.

Und so beginnt unsere Entdeckungsreise in die Welt der Epigenetik und der ätherischen Öle. Es ist eine Reise voller Überraschungen und Entdeckungen, voller Wunder und Geheimnisse. Es ist eine Reise, die uns tief in das Herz des Lebens führt und uns zeigt, dass wir mehr sind als nur die Summe unserer Gene.

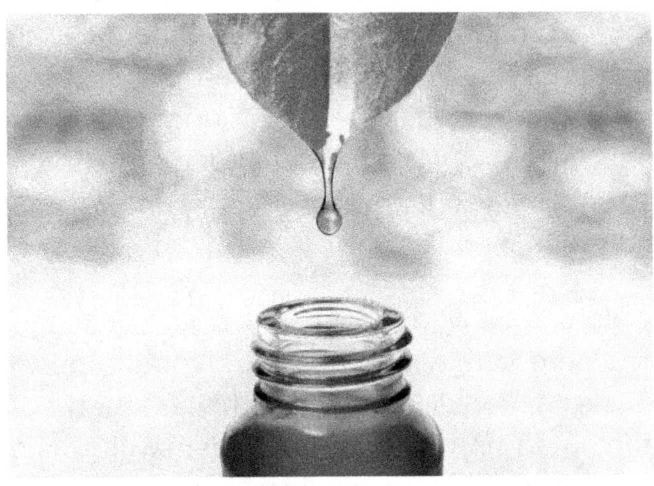

Kapitel 1: Grundlagen
Einführung in die Epigenetik

Das ABC der Epigenetik

Der Wissenschaftler würde sagen: Die Epigenetik ist ein Gebiet der Genetik, das die Art und Weise untersucht, wie Umwelteinflüsse und Lebensstil-Entscheidungen die Aktivität unserer Gene beeinflussen, ohne dabei die DNA-Sequenz selbst zu verändern. Diese „Epi"-Genetik, diese "oberhalb" oder "neben" der Genetik liegenden Mechanismen, können kurzerhand ändern, was seit Generationen in unseren Genen verankert ist: Der Grund warum wir bestimmte Nahrungsmittel bevorzugen; die Art und Weise wie wir auf Stress reagieren und wie unser Nervenkostüm gestrickt ist; was wir lieben und wovor wir Angst haben; und vieles mehr.

All das wurde uns entweder mit in die Wiege gelegt – also vererbt, oder unsere Umgebung hat uns geprägt und wir haben, besonders als Kinder, alles ohne zu hinterfragen aufgesogen und angenommen und zu unserer Lebenswelt gemacht. Erst später in unserem Leben, wenn wir uns fragen „Warum sind wir hier?" wird uns die Einsicht geschenkt, unsere Werte und Gedankenmuster zu hinterfragen und Verantwortung für unsere Gedanken und Gefühle, Vorlieben und Abneigungen zu übernehmen.

Wie Gene ein- oder ausgeschaltet werden

Die Epigenetik zeigt, dass Gene durch chemische Modifikationen "ein-" oder "ausgeschaltet" werden können.

Die zwei Hauptmechanismen der epigenetischen Modifikation umfassen die DNA-Methylierung, bei der Methylgruppen an bestimmte DNA-Abschnitte angehängt werden, und Histon-Modifikationen, welche die Zugänglichkeit der DNA für Transkriptionsfaktoren und somit die Genexpression beeinflussen. Diese Veränderungen können von einer Generation zur nächsten weitergegeben werden, was bedeutende Implikationen für unser Verständnis von Vererbung und Krankheitsprävention hat.

Was genau sind Methylgruppen, Histone oder Transkriptionsfaktoren?

Der geniale Wissenschaftler und Autor Helmuth Matzner erklärt das Geheimnis der genetischen Modifikation durch epigenetische Faktoren und seine Erkenntnisse wurden erstmals in meinem Buch *Duftmedizin der Liebe – 33 Seelenöle auf dem Weg zum Glück* veröffentlicht und der breiten Öffentlichkeit zugänglich gemacht. Hier folgt ein Auszug aus diesem Buch. Nach Helmuth Matzner entfaltet sich das verborgene Spiel des Lebens auf der Tapisserie des menschlichen Erlebens folgendermaßen ab:

Eine Idee wird in Schwingung versetzt.

Wenn der Mensch eine **Idee** hat (die im Leben oft von außen kommt), kann er diese Idee mit seiner unendlichen **Energie** in **Schwingung** versetzen.

Die Idee wird durch einen biochemischen Prozess in die Zelle eingebracht.

In dem Moment, wo die Idee in Bewegung gesetzt wird, wird der Gedanke zur Programmierung in den Körper gebracht. Das heißt, in dem Moment, wo wir unsere Energie auf eine Idee lenken, transferieren wir die Idee in Form eines **biochemischen Prozesses** in die Zelle.

**Für diesen Prozess stellt das Genom, unser Erbgut,
in jeder Zelle 3,27 Milliarden Basenpaare zur Verfügung.**

Für dieses Programm stehen uns in *jeder Zelle* 3,27 Milliarden Basenpaare zur Verfügung. (Es gibt insgesamt nur zwei Basenpaare: Adenin und Thymin sowie Guanin und Cytosin in der DNA-Doppelhelix.) Die Summe der 3,27 Milliarden Basenpaare nennt man **Genom**. Das Genom ist unser **Erbgut**.

**Bestimmte Moleküle, Methylgruppen genannt,
programmieren die Idee auf der DNA.**

Die in Bewegung gesetzte Idee wird auf dem Genom dementsprechend programmiert unter Verwendung bestimmter Moleküle, die man **Methylgruppen** nennt. Sie bestehen aus einem Teil Kohlenstoff und drei Teilen Wasserstoff. Die Summe aller Methylgruppen wird **Methylom** genannt. Methylgruppen sitzen auf der Doppelhelix und den Histonen der DNA und bestimmen mittels speziell für sie programmierten Eiweißen, ob ein Gen ein- oder ausgeschaltet wird. **Histone** sind Proteine, um die die DNA gewickelt ist.

**Jede Idee erzeugt eine Reaktion in Form von Eiweißen
oder Proteinen.**

Jede Idee, die in Bewegung gesetzt wird, erzeugt in unserem Körper eine **Reaktion**. Das Resultat dieser Reaktion ist Eiweiß oder **Protein**. Wir kennen derzeit in der Wissenschaft zirka 34.393 Eiweiße, die als Programm auf dem Genom sitzen. Der einzige Zweck des Genoms besteht darin, den Schlüssel zur Eiweißproduktion zu beherbergen.

Alle Proteine bestehen aus Aminosäuren.

Alle **Proteine** sind aus **Aminosäuren** zusammengesetzt. Wir haben insgesamt zwanzig Aminosäuren, wovon acht essenziell sind, das heißt, sie können vom Körper nicht selbst produziert, sondern müssen von außen zugeführt werden.[1] Die restlichen zwölf Aminosäuren kann sich der Körper selbst herstellen.

Aminosäuren bilden unseren Körper und unser Verhalten!

Die Aminosäuren bilden die Grundlage nicht nur für den Aufbau des **Körpers**, wie etwa die Knochensubstanz oder das Bindegewebe, sondern auch die Blutkörperchen, die Haare oder Zähne. Sie bilden auch die Substanz für unser **Verhalten**.

Falschprogrammierungen, wie etwa negative Gedanken, machen körperlich und psychisch krank.

Während 60% aller Zellen, was die Programmierung betrifft, komplett gleich sind, können 40% durch eine Veränderung der Methylgruppen in andere Funktionalitäten gebracht werden. Falsche Methyl-Programmierungen, wie etwa negative Gedankenimpulse, können körperlich und psychisch krank machen.

Unser Verhalten spiegelt unser Methylierungs-Programm auf dem Genom wider.

Unser Verhalten spiegelt sich nicht nur in der Summe aller unserer Ideen wider, die wir von der Zeugung an übertragen bekommen und gespeichert haben, sondern unser Verhalten ist letztlich auch das Ergebnis dieses Methylierungs-Programms auf unserem Genom. Das heißt, alles, was wir dort an positiven oder negativen Ideen einbringen, wird in unserem Körper in Eiweiß oder in Nicht-Eiweiß umgesetzt. Das ist der entscheidende Punkt.

Das Trauer- oder Freude-Eiweiß entsteht durch Methylierung oder Demethylierung im Neuron (Gehirn).

---

[1] Die acht essenziellen Aminosäuren –
www.secretsofnature.org/nahrung/aminosaeuren

Wenn wir zum Beispiel die Idee in Bewegung setzen, Freude zu haben, dann werden wir auf unserem Genom eine Reaktion, also ein Freude-Eiweiß, erzeugen in Form einer Methylierung oder einer Demethylierung. Das heißt, es wird entweder eine fehlende Methylgruppe (z.B. Freude) gesetzt oder eine falsch programmierte Methylgruppe (z.B. Trauer) entfernt (demethyliert) und mit dem Freude-Eiweiß ersetzt. Es ist wichtig, diesen Vorgang zu verstehen, denn er erklärt das **Verhalten** eines Menschen. Es kommt darauf an, welche Idee mit wie viel Energie in Bewegung gesetzt wird.

Erst durch die Methylierung werden Gedächtniseiweiße gebildet. Man spricht von Prägung.

Die Genetik und Epigenetik lehrt, dass erst durch die Methylierung Gedächtniseiweiße in unseren Nervenzellen, den Neuronen, gebildet werden. Das Neuron ist die Akzeptanzstelle für alle Wahrnehmungssignale, die wir über unsere Sinne aufnehmen. Diese Sinne werden über die Nervenbahnen weitergeleitet und kommen ins Gehirn. Zuerst werden sie im Thalamus gesammelt und dann in den Hippocampus weitergeleitet, der sie schließlich an die Gedächtniseiweiß-Produktionswerkstätten im Gehirn verteilt. Aufgrund dieser Signale oder Sinneswahrnehmungen bilden sich dementsprechende Eiweiße, und diese Eiweiße werden in den Neuronen abgelegt. Das ist unser **Gedächtnis**. Stetige Wiederholung (Methylierung) schult und programmiert das Gedächtnis.

**Lernen ist die Übertragung von Ideen.
Stetige Wiederholung (Methylierung)
schult das Gedächtnis.**

Programmieren heißt also, dass ein Transfer von Methylgruppen stattfindet. Alles, was an Ideen übertragen wird, wie etwa auch das Erlernen einer Sprache oder das Autofahren, ist eine Methylierung. **Lernen** ist nichts anderes als eine Übertragung von Ideen.

Wie kommt es im Körper zu Fehlprogrammierungen?

Fehlbildungen im Körper können bereits bei der Zeugung und Zellteilung entstehen. Man nennt diese Fehlbildungen genetische Defekte; aber auch durch die schädliche Lebensweise der Mutter während der Schwangerschaft (z.B. Rauchen oder Trinken) kann ein Ungeborenes Schaden erleiden und zeitlebens kränkeln. Durch solche Fehlentwicklungen leiden heute bereits kleine Kinder an Krebs und anderen Krankheiten.

Aber auch durch Schadeinflüsse von außen, etwa in der Kindheit, zum Beispiel durch Kontrollzwang, Machtausübung, Lieblosigkeit und andere Traumata, werden der Geist, die Emotionen und schließlich der Körper eines Menschen krank. Diese negative Programmierung kann sich, wenn man nichts dagegen tut, durch das ganze Leben bis ins hohe Alter hineinziehen.

Gendefekte: Bei der Zeugung kommt die Samenzelle mit der Eizelle zusammen. In der Samenzelle sind dreiundzwanzig Chromosomen und in der Eizelle sind dreiundzwanzig Chromosomen, die sich zu einer Urzelle verbinden. Diese **Urzelle** wird **Zygote** genannt. Aus dieser einen Urzelle entsteht der ganze Körper eines Menschen, einschließlich des Gehirns. Ist die Zellteilung – und die Zellen teilen sich ununterbrochen – ordnungsgemäß abgelaufen, ist der Mensch wohlauf.

Sind jedoch im Moment der Zeugung die Chromosomensätze oder die Basenpaare nicht in der richtigen Reihenfolge angeordnet, werden sich andere Eiweiße oder gar keine Eiweiße bilden. Dann entstehen Missbildungen.

Bei groben Abweichungen fehlen etwa die Arme oder Beine; oder es kommen Menschen mit einem halben Gehirn auf die Welt und leben damit noch ganz gut, weil die andere Gehirnhälfte alle anfallenden Aufgaben übernimmt.

Es kommt aber auch vor, dass nur ein einziges **Enzym** nicht produziert wird. Das könnte etwa ein Enzym sein, das eisenhaltige Substanzen nicht abbaut. In der Folge wird sich das Eisen im Körper ansammeln, man nennt das eine Hämochromatose. Wird der Eisenüberschuss im Körper immer mehr, bilden sich Behinderungen. Dabei ist eben nur ein einziges Eiweiß nicht ausreichend gebildet worden. Es gibt aber unzählig viele solcher Eiweiß-bildenden Enzyme im Körper, die etwa durch Ernährungsfehler oder durch emotional traumatisierende Ereignisse methyliert oder demethyliert sind. Das heißt, das Zellprogram wird einfach verändert, indem eine Methylgruppe fehlt oder falsch programmiert ist.

Es gibt nur einen einzigen Weg, Fehlprogrammierungen zu korrigieren.

Oft programmieren wir unser Verhaltensmuster unwissentlich. Wir übernehmen „Eigenarten" unserer Freunde, schauen uns „Erfolgsrezepte" anderer ab und bilden unsere Ideen unreflektiert nach Lust und Laune anhand des „Vorbildes" anderer, die wir entweder bewundern oder beneiden. Jugendliche tappen blindlings in die Falle des Rauchens, Trinkens oder der Drogen, einfach deshalb, weil es „in" ist.

Es kommt darauf an, wie der Mensch als Geistwesen seine Ideen auf das Genom überträgt.

– *Duftmedizin der Liebe*, Maria L. Schasteen

Kinder, die für ihr Überleben vom Familienverband abhängig sind, haben oft keine Chance, ihre ihnen innewohnenden Ideen auszudrücken und durchzusetzen. Erwachsene, die den Kreislauf der Methylierung verstehen, werden einerseits versuchen, ihre Kinder mit aufbauenden, ideenreichen, erfolgversprechenden Methylgruppen am Genom zu versorgen. Sie werden aber auch ihre eigenen Selbstprogrammierungen analysieren, ihre Energie von den negativen Programmierungen abziehen und selbst neue Ideenmuster etablieren.

Die Energie auf das Positive zu richten, ist der *einzige* Weg.

Die Energie auf das Positive zu richten, ist der *einzige* Weg, um Falschprogrammierungen, die sich im Laufe des Lebens von außen im Körper festgesetzt haben, langfristig zu löschen und umzuprogrammieren. Es ist der Erfolgsweg, um Freude, Begeisterung, Anerkennung und Zufriedenheit in sein Leben zu bringen. Negative Gefühle, Erfolglosigkeit, Angst und Hörigkeit kann man niemals mit Unterdrückung überwinden.

Das einzige Reparaturprogramm der Zellen ist das Abziehen der Energie von Unerwünschtem und das Besetzen des Genoms mit glücklich-machenden Ideen.

Ätherische Öle sind geradezu dazu geschaffen, den Menschen glücklich zu machen und ihn bei dieser wesentlichen Arbeit am eigenen Selbst tatkräftig zu unterstützen. Das beweisen ätherische Öle, die hochwirksame Methylspender sind.

**Methylierung oder nicht Methylierung,
das ist hier die Frage.**

Wäre dein Freude-Eiweiß mit einer Methylierung besetzt, dann könnte der Ableseapparat, die sogenannte **DNA-Polymerase**, dieses Eiweiß nicht scannen und davon auch keine Kopie, die sogenannte **RNA**, machen und es auch nicht zu den Eiweiß-produzierenden Stellen bringen, den sogenannten **Ribosomen** außerhalb des Zellkerns, wo dann genau nach dem entsprechenden Programm die **Aminosäuren** zusammengesetzt werden, um dieses Freude-Eiweiß zum Ausdruck zu bringen. **Doch ohne Freude-Eiweiß keine Freude!**

Das heißt, wir brauchen dieses Eiweiß-Produktionsverfahren für jeden Vorgang im Körper – ob wir nun denken, fühlen, schlafen, träumen oder was immer wir auch tun. Haben wir zum Beispiel zu wenig Aminosäuren im Körper zur Verfügung, dann können wir auch dementsprechend weniger Eiweiße produzieren. Alles kommt auf diese Methylgruppen an. Ist das Freude-Gen falsch besetzt, dann gibt es dort keine Freude-Eiweiße.

Umgekehrt: Würde der Ableseapparat Trauer-Eiweiße ablesen, würden diese in unserem Gehirn in den sogenannten Neuronen verankert, die über entsprechende Botenstoffe die äußere Reaktion – Trauer – zum Ausdruck bringen. Ist die Trauerarbeit dann abgeschlossen und wendet man sich wieder dem Leben zu, ändert sich also der Energiestrom, wird das Trauer-Eiweiß abgebaut und in unseren Neuronen für den Wiederholungsbedarf abgespeichert. Es entsteht Raum, Methylgruppen der Freude zu setzen.

Siehst du wie wichtig es ist, seine Gedanken und Gefühle unter Kontrolle zu halten?

Krankheit oder Gesundheit: Alles hängt im Grunde immer nur von dir selbst ab.

Krankheit ist nichts anderes als falsch gesetzte oder fehlende Methylgruppen. (Krebs ist eine genomweite Untermethylierung.)

Gesundheit ist, wenn die Methylgruppen am Genom am richtigen Ort sind, sodass der Körper die richtigen Eiweiße produziert.

Soweit der Auszug aus dem Buch *Duftmedizin der Liebe – 33 Seelenöle auf dem Weg zum Glück.*

Epigenetik ganz einfach erklärt

Genetik, das Rezeptbuch deines Lebens:

Stell dir vor, deine Gene sind wie ein Rezeptbuch, das in jeder Zelle deines Körpers aufliegt. Es enthält Rezepte (Gene), die bestimmen, wie du aussiehst und wie dein Körper funktioniert, welche Haarfarbe, Augenfarbe du hast, und vieles mehr.

Epigenetik, der wählerische Chefkoch

Jetzt stell dir vor, dass es einen Chefkoch gibt, der entscheidet, welche Rezepte aus dem Rezeptbuch ausgewählt werden und welche nicht. Der Chefkoch heißt „Epigenetik". Er kann zwar nicht die Rezepte (Gene) ändern, aber er kann bestimmen, welche Rezepte gelesen und gekocht werden. Er entscheidet, abhängig von bestimmten Gegebenheiten, etwa welche Zutaten gerade zur Verfügung stehen, was auf den Speiseplan kommt.

Die Epigenetik entscheidet also über die Köpfe der Gene hinweg, was in unserem Körper geschieht: Ob wir Glück und Freude erleben, weil unser Leben in Harmonie verläuft, oder ob wir durch Missmut und Hader „Magenprobleme" aufbauen und früher oder später vielleicht davon krank werden, weil wir uns ständig aufregen und gestresst sind. Du siehst also, dass die Epigenetik dein Befinden regelt, abhängig davon, was du erlebst. Dazu gehören die Nahrung, die du isst, wie viel du dich bewegst, wie du dich fühlst und was du gerade denkst!

Möchtest du dein eigener Chefkoch sein und sozusagen bewusst deine Lieblingsrezepte aussuchen?

In diesem Buch zeige ich dir, wie du das bewerkstelligst und warum ätherische Öle deine besten Verbündeten sind.

Kapitel 2

Wie unsere Gene tanzen lernen

Gene & Düfte: Eine ätherische Symphonie

In der faszinierenden Welt der Epigenetik, wo nicht nur unsere Gene, sondern auch deren Expression unser Wohlbefinden und unsere Gesundheit bestimmen, eröffnen ätherische Öle einen neuen Horizont der Möglichkeiten. Diese konzentrierten Pflanzenessenzen, die seit Jahrhunderten in der traditionellen Medizin genutzt werden, bieten einen natürlichen Zugang zur Beeinflussung epigenetischer Mechanismen.

Von Blättern zu Wurzeln: Die Natur als unsere Heilerin

Ätherische Öle sind das Herz der Pflanzenheilkunde. Sie enthalten die lebenswichtigen Moleküle der Pflanzen, die für deren Wachstum, Reproduktion und Abwehr gegen Krankheiten verantwortlich sind. Wenn wir diese Öle nutzen, leihen wir uns gewissermaßen die Abwehrkräfte und heilenden Eigenschaften der Natur aus. Die komplexe chemische Zusammensetzung der ätherischen Öle ermöglicht es ihnen, auf vielfältige Weise mit unserem Körper zu interagieren – einschließlich unserer DNA und der Art und Weise, wie unsere Gene ein- oder ausgeschaltet werden.

**Was wir sind, ist das Resultat unserer
Gedanken und Gefühle von gestern.
Unsere Zukunft liegt im gegenwärtigen Augenblick,
unser Glück in unseren Händen.**

**Meisterwerke der Natur:
Ätherische Öle als stärkste Heilkraft**

Die Wissenschaft der Epigenetik hat unser Verständnis von Genetik revolutioniert und uns gezeigt, dass unsere Gene nicht unveränderlich sind. Im Gegenteil: Unsere Lebensweise und Umwelt können tatsächlich die Art und Weise beeinflussen, wie unsere Gene arbeiten. Doch nicht nur die Umwelt prägt unsere innere Welt, viel wichtiger sind die Gedanken und damit verbundenen Gefühle, die unsere Gene ein- oder ausschalten.

Jeder unserer Gedanken, ob positiv oder negativ, jedes Gefühl, das wir in unserem Herzen tragen, entscheidet über unser Wohl und Wehe auf der genetischen Ebene. Was wir heute erleben ist eine Welt, die wir uns gestern selbst erschaffen haben, mit unseren Gedanken, Gefühlen, mit der Umwelt, in der wir leben, unserem Lebensstil und der Nahrung, die wir zu uns nehmen.

So manch einer von uns wird jetzt erschrecken und sich denken: „Wenn ich gewusst hätte, dass meine Wut auf den Nachbarn, die frustrierten Gefühle über meinen öden Arbeitsplatz, das Fastfood mit seinen Giften, der ausschweifende Lebensstil – dass sich all das in meinen Genen ausdrückt ...“

Fasse Mut, denn hier kommen die stärksten Hausmittel der Natur – ätherische Öle – zu Hilfe. Sie waren die „Helfer in der Not“ seit Anbeginn der Menschheitsgeschichte und werden es weiterhin sein, solange Menschen diese Erde bewohnen. Denn es ist ihre von Gott gegebene Aufgabe, uns mit ihren innewohnenden heilenden Eigenschaften zu unterstützen.

Warum ätherische Öle die mächtigsten Heiler sind

Während Obst und Gemüse voll mit den wunderbaren Eigenschaften der ätherischen Öle in ihrer ganz natürlichen Form sind, die unserem Essen Geschmack und Aroma verleihen, ist das dampfdestillierte ätherische Öl hochkonzentriert und enthält die Essenz des Duftes und der therapeutischen Eigenschaften der Pflanze. Aus Blüten, Blättern, Bäumen, Wurzeln, Samen und Harzen wird durch den Destillationsprozess die Essenz der Pflanze um ein Vielfaches potenziert. Ziel ist es, die flüchtigen, aromatischen Verbindungen aus dem Pflanzenmaterial zu extrahieren, um ein mächtiges Heilmittel zur Hand zu haben.

Ätherische Öle, diese flüchtigen Pflanzenextrakte sind aufgrund ihrer vielen gesundheitsfördernden Eigenschaften und bioaktiven chemischen Verbindungen hochwillkommen bei all jenen, die um ihr Geheimnis wissen: Ätherische Öle interagieren auf zellulärer Ebene mit unseren Lebensprozessen und haben das Potenzial, unsere Gene zu beeinflussen, sie ein- oder auszuschalten und dadurch epigenetische Veränderungen zu bewirken.

Ätherische Öle können auf zellulärer Ebene interagieren und epigenetische Veränderungen bewirken.

Die unglaubliche Kraft ätherischer Öle:
Ein mikroskopisches Wunder

Ätherische Öle sind ein Wunder der Natur und ein Geschenk an die leidende Menschheit. Ihre mikroskopische Dimension ermöglicht es ihnen, problemlos über unser Atmungssystem und unsere Haut in den Körper einzudringen und selbst die Blut-Hirn-Schranke problemlos zu überwinden. Einmal im Inneren, interagieren sie auf tiefgreifende Weise mit unseren Körperabläufen bis hin zur Genaktivität. Doch wie funktioniert dieser komplexe Prozess? Wie wirken ätherische Öle?

Dringen wir tiefer ein in die faszinierende Welt der bioaktiven Verbindungen und ihrer Interaktion mit unseren zellulären Proteinen.

Geheimcode der Natur:
Die Chemie und Magie ätherischer Öle

Ätherische Öle enthalten eine Vielzahl bioaktiver chemischer Verbindungen, die für ihre aromatischen Eigenschaften und therapeutischen Wirkungen verantwortlich sind. Hier sind einige der häufigsten Verbindungen und ihre Wirkungen:

Terpene:

Monoterpene (z.B. Limonen, Pinene): Wirken antiseptisch, entzündungshemmend und können die Stimmung heben. (Dazu zählen unter anderem Grapefruit, Mandarine, Orange.)

Sesquiterpene (z.B. β-Caryophyllen): Sie sind bekannt für ihre entzündungshemmenden und antimikrobiellen Eigenschaften. (Dazu zählen unter anderem Sandelholz, Ingwer, Myrrhe.)

Phenole (z.B. Thymol, Carvacrol): Sind stark antimikrobiell und antiseptisch. (Dazu zählen unter anderem Thymian, Oregano, Fenchel.)

Alkohole (z.B. Linalool, Geraniol): Wirken entspannend, antibakteriell und können die Heilung von Hautirritationen fördern. (Dazu zählen unter anderem Rosenholz, Koriander, Geranie.)

Ester (z.B. Linalylacetat, Geranylacetat): Bekannt für ihre beruhigenden, krampflösenden und entzündungshemmenden Eigenschaften. (Dazu zählen unter anderem Wintergrün, Römische Kamille, Muskatellersalbei.)

Ketone (z.B. Campher, Menton): Können die Wundheilung unterstützen, schleimlösend wirken und die Hautregeneration fördern. (Dazu zählen unter anderem Zedernholz, Rainfarn, Grüne Minze.)

Aldehyde (z.B. Citral, Citronellal): Wirken beruhigend auf das Nervensystem und zeigen antimikrobielle Wirkungen. (Dazu zählen unter anderem Kassiazimt, Zitronengras, Melisse.)

Oxide (z.B. 1,8-Cineol - Eukalyptol): Bietet schleimlösende Eigenschaften, ideal zur Linderung von Atemwegsbeschwerden. (Dazu zählen unter anderem Eukalyptus, Rosmarin, Deutsche Kamille.)

Säuren (z.B. Benzoësäure, Zimtsäure): Haben antifungale und antimikrobielle Wirkungen. (Dazu zählen unter anderem Onycha, Oregano, Zimt.)

Diese bioaktiven Verbindungen interagieren mit dem Körper auf vielfältige Weise, um ihre therapeutischen Wirkungen einzubringen. Sie können das Immunsystem unterstützen, Entzündungen reduzieren, den Geist beruhigen und zur Heilung der Haut beitragen und vieles mehr.

Die spezifischen Wirkungen eines ätherischen Öls hängen von seiner einzigartigen chemischen Zusammensetzung ab, die durch die Pflanzenart, den Standort und die Extraktionsmethode beeinflusst wird.

Ätherische Öle als überreiche Methylgruppenspender

Ätherische Öle werden als überreiche Methylgruppenspender beschrieben, weil sie reich an diesen biochemischen Verbindungen sind, die direkt auf die Methylierung von DNA und Proteinen einwirken können. Wie wir wissen ist Methylierung ein chemischer Prozess, bei dem eine Methylgruppe (-CH3) von einem Molekül auf ein anderes übertragen wird. Dieser Vorgang ist entscheidend für das An- oder Abschalten bestimmter Gene und wird in der Wissenschaft als ein wichtiger Marker für die Genregulation und Genexpression angesehen.

Krebs, zum Beispiel, wird mit einem Zustand der akuten Untermethylierung in Verbindung gebracht. (Siehe dazu auch mein Buch: *Krebs-Therapien – Mit Duftmedizin unterstützen und begleiten.*)

> Das tägliche Auftragen von ätherischen Ölen auf die Fußsohlen – je 10 Tropfen morgens und abends – wird daher empfohlen, um die Methylierung positiv zu beeinflussen.

Diese Eigenschaften machen ätherische Öle zu einem besonders wertvollen Werkzeug für die epigenetische Modulation. Durch ihre Fähigkeit, Methylgruppen zur Verfügung zu stellen, können sie in der Tat zur Regulation der Genexpression beitragen und verschiedene Gesundheitszustände positiv, einfach, schnell und nachhaltig beeinflussen.

Es sind also die bioaktiven Verbindungen, die der Schlüssel zur Wirksamkeit der ätherischen Öle sind.

Reinheit entscheidet:
Der Schlüssel zum Erfolg mit ätherischen Ölen

Dabei ist zu beachten, dass nicht alle ätherischen Öle auf dem Markt gleich wertvoll sind. Viel hängt von der Sorgfalt des biologischen Anbaus der Pflanzen ab; dem richtigen Zeitpunkt der Ernte, wenn das jeweilige Pflanzgut in vollem Saft steht; und natürlich der Einhaltung des streng geregelten Destillationsprozesses, der – für jede Pflanzenart verschieden – zum besten Zeitpunkt beendet werden muss, um das hochwertigste Öl zu erhalten.

Herkömmliche Produzenten, besonders diejenigen, die auf Profit aus sind, kümmern sich wenig um die uralte Kunst der Destillation und manipulieren das fertige Öl, wenn es den Laboranforderungen nicht entspricht. So wird mit synthetischen Mitteln nachgeholfen, Substanzen zugesetzt oder herausgenommen, um dem gesetzlichen Standard für ätherische Öle zu entsprechen.

Es gibt jede Art von ätherischen Ölen auf dem Markt, von hochwertigen und teuren Ölen bis zur Minderqualität und billigsten synthetischen Ölen. Die Qualität wird am Preis ersichtlich. Nur hochwirksame ätherische Öle bringen den erwünschten Erfolg.

1. **Diese starken bioaktiven Elemente im ätherischen Öl, Terpene, Phenole, Alkohole, etc., die wir unserem Körper als Hilfsmittel zuführen, gehen Verbindungen mit den Proteinen innerhalb der Zellen ein.**

2. **Diese Proteine wiederum steuern die Funktionen unserer Gene. So verstärkt diese Interaktion die Aktivität bestimmter Gene oder verringert sie. Das Gen wird ein- oder ausgeschaltet.**

Epigenetik im Alltag:
Unser Leben aktiv gestalten

Die „praktische Epigenetik" ist nichts anderes als schlicht und einfach unser „Leben", das wir täglich leben. Wir machen Entscheidungen: Was wir essen, welche Waschmittel (Gifte) wir verwenden, wie wir auf Stresssituationen reagieren und vieles mehr.

Manche unserer Gewohnheiten sind von unseren Genen gesteuert. Wir lieben die Nahrung, die wir seit Kindheitstagen gewohnt sind. Wir machen uns Gedanken über Umweltgifte und wie wir uns davor schützen können – oder nicht. Wir haben stählerne Nerven und uns kann absolut nichts aus der Ruhe bringen, oder wir flippen gleich aus, sind gestresst, nervös, unleidig.

**Willst du jetzt gleich und hier
ein Epigenetik-Exempel statuieren?**

Wende die „Praktische EpigenetiX Methode" an:

1. **Nimm dir eine ruhige Minute nur für dich.** Horche in dich hinein. Fühle wie es dir geht, wie du auf Stresssituationen reagierst, ob du ängstlich bist und dich leicht fürchtest, ob dich die Eifersucht plagt oder du leicht zornig wirst. Was immer es auch sein mag, woran du arbeiten und womit du besser werden willst, diese Eigenheit ist dir entweder bereits mit in die Wiege gelegt, oder von Eltern und Erziehungspersonen antrainiert worden. Du hast so manches unhinterfragt als deinen Lebensstil übernommen und hast es über die Jahre in dein Selbst als deine Realität einbetoniert. Davon wollen wir uns jetzt trennen!

2. **Nimm dir ein Papier und Schreibzeug** und notiere eine Sache, die du in dir selbst ändern möchtest. Zum Beispiel: Ich will endlich erfolgreich sein. Ich will mutig werden und mich nicht vor jedem dunklen Eck fürchten. Oder, ich will mein aufbrausendes Wesen ablegen. Was immer es ist, was du jetzt angehen und verändern willst, das schreibe auf. Aber schreibe es so auf, als wäre dein Wunsch bereits erfüllt, zum Beispiel: „Ich bin am Höhepunkt meines Erfolgs." Konzentriere dich auf ein einziges Problem.

3. **Als nächstes machen wir uns einen Epigenetik-Plan:** Du weißt, dass unsere Gene auf äußere Einflüsse reagieren. Ob wir es wollen oder nicht, sie lauschen unseren Gedanken und fühlen unsere Emotionen, und führen genau das aus, was wir denken und fühlen. Du willst zum Beispiel Erfolg haben. Das wäre dein Ziel, aber dein ganzes Leben hast du es nicht geschafft deine gesteckten Ziele je zu erreichen. Immer baumelt die Karotte des Erfolgs vor deiner Nase, zum Greifen nahe, und wenn du dein Ziel ergreifen willst, weicht es zurück und ist in weite Ferne gerückt. Du willst zwar Erfolg, aber beim Gedanken an Erfolg werden Erinnerungen des Misserfolgs wach, des ewigen Wettlaufs ohne jemals zu gewinnen. Die vielen Misserfolge gehen dir durch den Kopf. Was meinst du wird dein Epigenetik-Code in dir jetzt tun? Genau, es gibt dir mehr davon, was du erwartest: Misserfolg.

**Nicht was wir uns wünschen geschieht,
sondern was wir erwarten.**

Unsere Erwartungshaltung ist das Entscheidende.

Soweit sind wir nun gekommen: Wir kennen unsere Schwachstelle, haben sie benannt und wollen sie mit Hilfe epigenetischer Methoden transformieren. Wir transformieren unsere angeborenen (genetischen) „Defekte" in unsere Herzenswünsche und Ziele. Dazu bedienen wir uns der epigenetischen Hilfsmittel.

Unsere Gene werden, wie bereits gesehen, von äußeren Faktoren wie Umgebung, Ernährung, Lifestyle und unseren Gefühlen beeinflusst. Sie reagieren auf unsere - bewussten oder unbewussten - Vorlieben und Neigungen, indem sie Gen-Programme aktivieren oder deaktivieren. Wenn wir uns verändern möchten, beeinflussen wir diese Einflüsse entsprechend.

Das Gesetz des Lebens lautet: Geist über Materie.

Wer ist wohl verantwortlich für unsere Lebensumstände? Wir selbst! Bist du nicht zufrieden mit deinem Leben, dann ändere das jetzt. Hier sind die entscheidenden Hilfsmittel: Ätherische Öle. Ihr duftendes Geheimnis der Transformation zieht sich durch all diese Lebensbereiche:

- Gesunde Ernährung
- Gesunde Umgebung
- Dein Lebensstil
- Gesunder Schlaf
- Gedanken und Gefühle

Alles was duftet und gut schmeckt, hat seinen Duft und sein Aroma von ätherischen Ölen.

Angenommen unser Problem ist tiefe Traurigkeit. Wir sind depressiv, fühlen uns ungeliebt und ausgenützt. Wir gehen jetzt in die Selbstermächtigung und dazu integrieren wir die folgenden Hilfsmittel in unseren Epigenetik-Plan.

Der Plan: Du konzentrierst dich natürlich auf „deine" Transformation – was immer „du" in deinem Leben ändern willst. Der Vorgang ist immer der gleiche:

Schritt 1 - Ernährung: Um mich aus der Traurigkeit zu lösen, werde ich Nahrungsmittel auswählen, die einerseits gesund sind, aber andererseits mir gut schmecken. Die Heilige Hildegard von Bingen hat zum Beispiel auf den Fenchel hingewiesen: *Wie immer er gegessen wird, er macht dich glücklich.* Um diese Eigenschaft des Fenchels in deine DNA zu integrieren und den Genen zu signalisieren: *Ich bin glücklich,* kaue die Fenchelsamen so oft es dir möglich ist, oder bereite die Fenchelknolle mit einer leckeren Soße zu. Iss mit Dankbarkeit und Liebe, denn diese Nahrung ruft die Epigenetik auf den Plan, um mit deinen Genen zu interagieren. Mit einer dankbaren Haltung zeigst du automatisch, was du von deinen Genen erwartest.

Vergiss nicht:
Dankbarkeit ist das große Geheimnis des Glücks!

Wir wissen alle, dass wir „Gesunde Nahrung" zu uns nehmen sollen, reines Wasser, frisches Gemüse und Obst. Unter Schritt 1 in unserem Epigenetik Plan liste die Nahrungsmittel, die gesund sind und die dir am besten schmecken, auf. Und bemühe dich natürlich möglichst Bioprodukte zu kaufen.

Heute wissen wir nicht, ob unsere Tomate mit der mRNA Spritze behandelt wurde oder der wunderschöne grüne Salat vergiftet ist. Ich persönlich habe meinen eigenen Biogarten in meiner Küche stehen und ernte täglich, wonach mein Herz verlangt: Saftige Petersilie zum grünen Salat, Tomaten, Grünkohl, Brokkoli und Kohlrabi und zum Nachtisch leckere Walderdbeeren. Dies alles wächst in meinem Tesla Indoor Garten. Wenn du auch Selbstversorger sein willst, schau hier nach:
https://www.secretsofnature.org/nahrung/tesla-biogarten/

Schritt 2 - Die Umgebung: Sicher bist du wie ich, und wünscht dir eine reine, lebensspendende Atemluft, Kleidung, die von Natur duftet - du willst sicher auch nicht wie eine chemische Duftbombe durch die Gegend ziehen. Giftige Parfüms, Kosmetika sowie Pflege- und Reinigungsprodukte sind Dinge der Vergangenheit. Du umgibst dich mit reiner Natur und signalisiert deinen Genen: *Wir sind gesund und glücklich.*

Doch in diese Rubrik gehört auch noch dein Arbeitsumfeld. Stelle dir nur vor wie deine Gene programmiert werden, wenn du jeden Morgen mit Zorn und Missmut aufstehst und mit Abscheu an deine ungeliebte Arbeit denkst. Dir steigt die Galle hoch, wenn du an deine Mitarbeiter denkst, gegen die du dich nicht durchsetzen kannst, die dich ausnützen und hinter deinem Rücken über dich lachen. Da kann einem schon mal der Kragen platzen. Und die Gene sind bereit das zu tun, denn sie denken, es ist genau das, was du willst. Deine Schaltstellen auf den Genen sind deine treuesten Befehlsempfänger. Sie kennen weder gut noch böse. Sie kennen nur deine Gedanken und Gefühle und unterstützen sie 100%.

Unter Schritt 2, schreibe auf was dir Freude macht. Nur wenn dein Herz mit Freude für die Arbeit schlägt, die du machst, weil es deine Bestimmung ist, wirst du morgens mit Tatendrang aus dem Bett springen. Dein Tag wird viel zu kurz sein, weil du so viele tolle Dinge erledigen willst. Stelle dir lebhaft vor, wie ein solches Leben deine Gene zum Höhenflug anfeuern würde. Da ist kein Platz für Depression, Burnout oder Schlimmeres. Deine Gene sind so eingeschaltet, dass sie Leben und Freude, Begeisterung und Lebenslust versprühen. Solche Menschen sind wohl auch kaum krank. Sie haben gar keine Zeit dazu.

Wenn Deine Umgebung dich niederhält, unternimm etwas dagegen. Schreibe in kurzen Stichworten auf, was du haben willst.

Das Aufschreiben ist wichtig, denn dadurch holst du das Gedachte auf die Erde, in dein Leben, herunter.

**Alles, was in dein Leben kommt,
wird zuerst im Inneren erschaffen,
bevor es im Äußeren sichtbar werden kann.
Das ist ein Spirituelles Gesetz.**

Schritt 3 - Dein Lebensstil: Jetzt nimm Notiz von deinen Vorlieben und den Nachteilen, die sich in dein Leben eingeschlichen haben könnten, die du transformieren willst. Hast du einen Mitarbeiter, über den du dich nur noch ärgern musst? Kommen dir deine Freunde abhanden, weil du eine andere Meinung hast als sie und ihr einfach nicht mehr zusammenpasst? Ist dein Partner oder deine Partnerin aus deinem Herzen entglitten. Suchst du Veränderung? In diesem Schritt denke über all das nach, was du ändern möchtest, und schreibe es in positiven Worten auf, denn deine Gene hören dir zu. Sie kennen deine Gedanken. Sie fühlen mit dir. Erwarte das Beste!

Schritt 4: Ausreichend gesunden Schlaf: Gehst du auch lang nach Mitternacht zu Bett und hoffst, dass du morgens den Wecker nicht überschläfst. Liegst du oft sorgenvoll wach, zählst die Schäfchen und sehnst dir den erlösenden Schlaf herbei? Evaluiere dein Schlafverhalten und notiere, was du dir für dein Glück und Wohlbefinden wirklich wünscht.

Bedenke, in den tiefen Nachtstunden verarbeitet dein Geist, der niemals schläft, die Ereignisse des Tages, notiert die guten Erfahrungen und listet die schlechten. Du brauchst deinen Tiefschlaf und die Schlafphasen des Träumens, um dein Leben erfolgreich zu leben und den kommenden Tag zu meistern. Oft bekommen wir in den tiefschwarzen Nachtstunden Anweisungen, Einsichten oder sogar Warnungen, und wenn wir morgens erwachen, haben wir vielleicht die Lösung zu einem Problem, das uns gestern unlösbar erschien. Weil der Schlaf für ein glückliches und gesundes Leben so wichtig ist, habe ich eigens ein Buch zu diesem Thema geschrieben: *Schlafstörungen – Besser schlafen und erholt aufwachen mit Duftmedizin*. Darin kommen die ätherischen Öle zu Wort, die unser genetisches Kostüm zum Positiven verändern. Sie schalten die Genschalter für tiefen erholsamen Schlaf ein und schalten Sorgen und überaktive Gedanken langsam und liebevoll aus.

Schritt 5: Die tägliche duftende Transformation: Ätherische Öle enthüllen epigenetische Geheimnisse

Wie ist es möglich, dass ätherische Öle, die ich liebevoll *„meine Duftmedizin"* nenne, unsere Gene, mit denen wir schließlich geboren sind, wirklich verändern können? Früher hat die Wissenschaft die Meinung vertreten, dass unsere Gene ein für alle Mal für unser Lebensglück oder Unglück verantwortlich sind. Man dachte, dass das Schicksal eines Menschen in Stein gemeißelt sei. Der Mensch, der in seinen Genen von einer Kette von Vorfahren geprägt ist, gleicht ihnen in seinen Ansichten und Lebenserfahrungen, in der Art und Weise wie sie denken und reden, in der Augen- und Hautfarbe und in anderen unverkennbaren Merkmalen, wie etwa die Neigung zur selben Berufswahl oder anderen Vorlieben. *„Der Apfel fällt nicht weit vom Stamm"*, ist eine treffende Redewendung.

Waren die Wissenschaftler vielleicht erstaunt als sie bemerkten, dass zum Beispiel zwei eineiige Zwillinge, die bei der Geburt getrennt wurden, sich ganz unterschiedlich entwickelten, und zwar genau nach den Vorgaben ihrer Umwelt. Sie nahmen die Ansichten ihrer jeweiligen Pflegeeltern an, die unterschiedlich waren. Ihre Vorlieben und Meinungen passten sich ihrer Umgebung an und wenn sie sich später im Leben treffen sollten, wären sie wie zwei Fremde, die keine großartigen Gemeinsamkeiten hätten, außer vielleicht das Aussehen. Der Zauberstab der Epigenetik hat in dem Fall der Zwillinge seine eigenen Wege verfolgt und fleißig die Gene eingeschaltet, die mit der Umgebung übereinstimmten.

Unsere Gene reagieren auf unseren Herzschlag, unsere Freude und unsere Tränen so, wie wir unsere Lebenssituation unserem Inneren mitteilen.

Ätherische Kraftwerke: Wie Öle unsere Gene umwandeln

Warum können ätherische Öle also unsere Gene epigenetisch verändern – und oft sogar augenblicklich ändern? Ätherische Öle haben einen Vorteil über andere Hilfsmittel. Sie sind oftmals erfolgreicher als selbst unsere Gedanken und wenn wir unsere Gefühle nicht in den Griff bekommen, so sind es ätherische Öle, die unbemerkt und liebevoll unsere Schwingungen anheben und uns von Trauer, Depression, Sorgen, Stress, negativen Emotionen und all den Dingen, die du vorhin vielleicht aufgeschrieben hast, mit Leichtigkeit transformieren können. Dazu muss man natürlich wissen, wie ätherische Öle arbeiten.

Ätherische Öle als Katalysatoren: Der Weg zur Transformation

Ätherische Öle, diese feinstofflichen Düfte, gehen ohne Umwege direkt in das Erinnerungszentrum des Gehirns, das limbische System, wo unsere Erinnerungen an Freuden und Ängste sitzen, und beginnen dort aufzuräumen. Sie bewerkstelligen das, indem sie behutsam die niederen Schwingungen von Ängsten und Traumata auf ihre hohen Schwingungen anheben. Dabei gehen sie vor wie Stimmgabeln. Wenn eine Stimmgabel angeschlagen wird, beginnen all die anderen Schwingungskörper im Gleichklang zu schwingen!

**Das ätherische Öl ist die tonangebende Stimmgabel.
Die anderen müssen ihr folgen.**

So heben ätherische Öle Lasten von den Schultern der Trau-
matisierten. Sie befreien von Schuld und den Folgen von Lieblosigkeit, die das Leben oft Menschen beschert. Sie trocknen
unzählige Tränen, die ihren Weg nie nach außen gefunden haben, denn die Welt ist ja der Meinung, dass wir stark sein müssen und Schmerzen und Ungerechtigkeit wortlos ertragen sollten. Sie schenken Freiheit im Herzen, wo äußere Freiheit ver-
wehrt und gestohlen wurde. Sie heilen ein gebrochenes Herz
mit ihrem milden Duft.

**Selbstverantwortung:
Das Ruder des Lebens in den eigenen Händen**

Ist uns eigentlich bewusst, welche Verantwortung wir für unsere
Gedanken und Gefühle tragen? Kann es wirklich wahr sein,
dass wir – Seele – der göttliche Funke, der wir sind, unser Leben willentlich verändern können? Ist Heilung die Antwort auf
unsere Genexpression, die wir kraft unserer Gedanken, Gefühle und Handlungen selbst bestimmen können? Haben wir
tatsächlich mit ätherischen Ölen und anderen natürlichen Heil-
mitteln ein Werkzeug der Heilung in unserer eigenen Hand?

Natürlich hat wahre Heilung nichts mit „positivem Denken" zu
tun oder damit, so zu tun als wären wir nicht krank. Sind wir
einmal krank, heißt es mit heiterer Gelassenheit den Zeitpunkt
der Heilung abzuwarten. Aber zu wissen, dass die Kraft der Natur für uns arbeitet, sogar bis hin zur Genmodulation, beflügelt
den Mut und die Hoffnung eines Menschen! Kein Wunder, dass
die Wissenschaft erforschen will, wie ätherische Öle epigenetische Prozesse beeinflussen können und wie sie als leistungs-
starke Werkzeuge zur Förderung einer optimalen genetischen
Gesundheit dienen können.

Vom Fläschchen ins DNA- Labyrinth

Genetik, Epigenetik und Ätherische Öle

Zusammenfassend können wir sagen:

1. Genetik – Das Grundgerüst unserer Biologie:

Genetik ist das grundlegende Programm unseres Körpers, das bestimmt, wie wir aussehen und wie unser Körper funktioniert. Unsere Gene sind von Geburt an festgelegt und bestimmen viele Aspekte unserer Gesundheit und unseres Verhaltens. Sie unterliegen jedoch dem Diktat unserer Sinne und Gedanken, der Umwelt und Lebensgewohnheiten und sind reversibel und flexibel. Längst überholt sind die alten medizinischen Standardlehrsätze, die das Gen als unveränderlich und schicksalshaft beschrieben haben.

2. Epigenetik – Die dynamische Anpassungsfähigkeit:

Epigenetik beschreibt, wie unsere Umwelt und unser Lebensstil, unsere Gefühle und Gedanken die Aktivität unserer Gene beeinflussen, ohne dabei die DNA selbst zu verändern. Sie bietet einen faszinierenden Einblick in die Genregulation und Genexpression, die von der heutigen Wissenschaft aufgegriffen wird, um ihren Einfluss auf Gesundheit und unser Verhalten zu studieren.

Diese epigenetischen Veränderungen können sogar an nachfolgende Generationen weitergegeben werden. So wird der Mensch immer mehr verfeinert und kommt schließlich als weise Seele zur Welt, um ihre eigentliche Lebensaufgabe zu übernehmen. Wenn die Natur für die Heilung und den Fortbestand der Menschen verantwortlich ist, was ist wohl die Lebensaufgabe des Menschen?

3. Ätherische Öle – Unterstützung auf natürliche Weise:

Ätherische Öle, die aus Pflanzen gewonnen werden, haben eine Vielzahl von Eigenschaften, die unser Wohlbefinden fördern. Obwohl ihre spezifischen Wirkungen auf epigenetische Prozesse noch erforscht werden, sind sie seit alters her bekannt dafür, die Stimmung und Gesundheit durch ihre Aromen und biochemischen Eigenschaften positiv zu beeinflussen.

Die Verbindung von Erkenntnissen aus Genetik, Epigenetik und der Anwendung ätherischer Öle zeichnet uns ein hoffnungsvolles Bild davon, wie wir unsere Gesundheit auf vielfältige Weise unterstützen können.

Während unsere genetische Ausstattung einen Teil unseres Gesundheitsrisikos und unserer Eigenschaften bestimmt, bietet die Epigenetik ein dynamisches Element, durch das wir aktiv Einfluss auf unsere Gesundheit nehmen können, unterstützt durch natürliche Hilfsmittel wie ätherische Öle, gesundheitsfördernde Umweltfaktoren und Lebensstilentscheidungen. Dies eröffnet neue Möglichkeiten für unsere Gesundheitsvorsorge und unser Wohlbefinden.

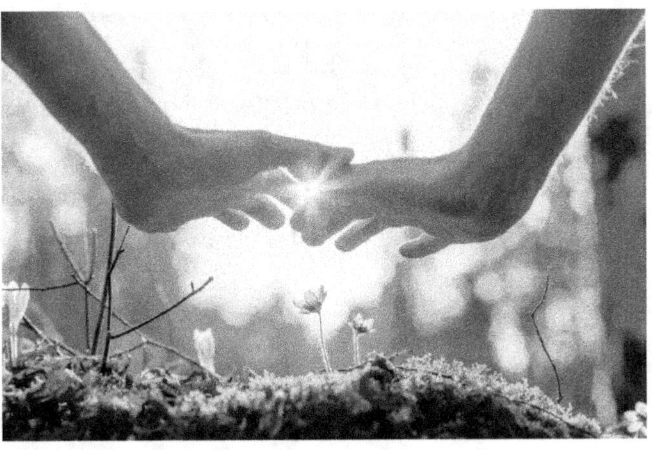

Kapitel 3:
Ätherische Öle in der epigenetischen Praxis

Das Immunsystem: Balance auf molekularer Ebene

Die Begegnung von Krankheit direkt in der Zelle

Unser Immunsystem ist eine komplexe Verteidigungsmaschinerie, die darauf programmiert ist, uns vor Krankheitserregern und fremden Substanzen zu schützen. Es hält eine beständige Wache in unserem Körper und ist unser aufmerksamer Bodyguard, bereit gegen jeden Eindringling wehrhaft anzutreten. Aber was passiert, wenn dieses System nicht so effizient arbeitet wie es sollte? Hier kommen ätherische Öle zu Hilfe.

Ätherische Öle sind konzentrierte Pflanzenextrakte mit starken schützenden und heilenden Eigenschaften. Sie haben das Potenzial, unser Immunsystem auf zellulärer Ebene zu stärken und unseren Körper bei der Abwehr von Krankheiten effektiver zu machen. Ihre einzigartigen chemischen Strukturen ermöglichen es ihnen, direkt in unsere Zellen einzudringen und rasch und unkompliziert positive Veränderungen herbeizuführen.

**Ätherische Öle können das Immunsystem
auf zellulärer Ebene stärken.**

Nehmen wir zum Beispiel **Eukalyptusöl**. Dieses ätherische Öl hat starke antibakterielle Eigenschaften und hilft dabei, den Körper vor Infektionen zu schützen. Es enthält eine chemische Verbindung, Eucalyptol, das antibakterielle und antivirale Eigenschaften besitzt. Wenn du an einer Erkältung oder Grippe leidest oder einfach nur dein Immunsystem stärken möchtest, kann das Einatmen von Eukalyptusdampf dazu beitragen.

Ein weiteres kraftvolles ätherisches Öl ist **Teebaumöl**. Es ist bekannt für seine starken antimikrobiellen Eigenschaften durch seine chemische Verbindung Terpinen-4-ol und kann helfen, schädliche Bakterien und Viren abzuwehren.

Lavendelöl wird oft für seine beruhigenden und entspannenden Eigenschaften gelobt, aber es kann auch das Immunsystem stärken. Es enthält Linalool und Linalylacetat - zwei chemische Verbindungen mit entzündungshemmenden und antimikrobiellen Eigenschaften.

Zitronenöl kann das Immunsystem durch seine hohe Konzentration von d-Limonen, einer biochemischen Verbindung mit starken antioxidativen Eigenschaften, unterstützen.

Ein Tropfen ätherisches Zitronenöl eingenommen, sucht sich die freien Radikale im Körper und wandelt sie in Vitamin A um.

Oreganoöl ist bekannt für seine starken antimikrobiellen Eigenschaften, die zum Teil auf eine chemische Verbindung namens Carvacrol zurückzuführen sind.

Pfefferminzöl ist nicht nur erfrischend, sondern bringt auch viele Gesundheitsvorteile mit sich einschließlich einer Stärkung deiner Immunität. Sein Hauptbestandteil Menthol ist bekannt für seine Fähigkeit die Atemwege freizumachen, was das allgemeine Wohlbefinden fördert.

Während alle ätherischen Öle den Körper potenziell unterstützen, haben bestimmte Öle besondere bioaktive Eigenschaften, die das Immunsystem optimal stärken.

"Unser Körper ist ein Garten, unser Wille sein Gärtner."
- William Shakespeare

Eine Studie von Dr. Jean Valnet, einem Pionier in der Aromatherapie-Forschung, hat in Laborversuchen gezeigt, dass ätherische Öle tatsächlich die Fähigkeit haben, unser Immunsystem zu stärken. In seiner Forschung fand er heraus, dass bestimmte Öle wie **Oregano** und **Thymian** starke antibakterielle Eigenschaften besitzen und effektiv gegen eine Vielzahl von Krankheitserregern wirken können.

Für wissenschaftliche Studien zu all den Aussagen, die du in diesem Abschnitt liest, bitte beziehe dich auf das Kapitel in diesem Buch: *„Wissenschaftliche Studien".*

Stress und Angstzustände: Der Duft der Ruhe

Allein schon den Duft ätherischer Öle einzuatmen fördert emotionale Balance, insbesondere bei der Reduzierung von Stress und Angstzuständen. Hier sind einige ätherische Öle und ihre biochemischen Wirkweisen aufgelistet:

Lavendelöl, beliebt für seine beruhigende und anhebend frische Duftnote, wird oft zur Linderung von Stress und Angstzuständen verwendet. Lavendelöl enthält bioaktive Verbindungen wie Linalool und Linalylacetat, die eine beruhigende und entspannende Wirkung auf das Nervensystem ausüben. Es weckt sanfte Erinnerungen an die duftenden Felder der Provence.

Kamillenöl mit seinen beruhigend duftenden Eigenschaften wird ebenfalls gerne zur Linderung von Stress und Angstzuständen verwendet und fördert einen erholsamen Schlaf. Kamillenöl enthält Bisabolol und Chamazulen, zwei biochemische Verbindungen mit starken entzündungshemmenden und beruhigenden Eigenschaften.

Ylang-Ylang-Öl wird bereits seit langem in der Aromatherapie eingesetzt, um Entspannung zu fördern und Stress abzubauen. Es enthält Benzylacetat und Geranylacetat, die mit ihrem betörenden Duft beruhigend auf das Nervensystem wirken.

Rosenöl hat eine lange Geschichte in der Aromatherapie als duftendes Mittel zur Beruhigung des Geistes und zur Förderung der Entspannung. Es enthält Citronellol und Geraniol, zwei Verbindungen mit starken antidepressiven Eigenschaften.

Bergamottenöl ist ein weiteres ätherisches Öl, das bei der Bewältigung von Stress und Angst zu Hilfe kommt. Es enthält Limonen und Linalylacetat - Verbindungen mit starken antidepressiven und angstlösenden Eigenschaften. Mit seiner beruhigenden, stimmungsaufhellenden Wirkung baut es Stress ab.

Schlaf wie auf Wolken: Duftende DNA-Codes

Eine verbesserte Schlafqualität kann durch den gezielten Einsatz von duftenden ätherischen Ölen erreicht werden.

Lavendelöl, mit seinen beruhigenden biochemischen Verbindungen, schenkt tiefe Entspannung, reduziert Stress und Angstzustände, und schafft eine ruhige Atmosphäre für einen gesunden Schlaf.

Baldrianöl enthält unter anderem Valerensäure, die mit dem GABA-Rezeptor im Gehirn Nervenreizbarkeit reguliert.

Körperliche Fitness:
Durch Aroma zur Leistung

Die folgenden ätherischen Öle haben weitreichende Auswirkungen auf die Epigenetik für deine Leistungssteigerung:

Pfefferminzöl mit seinem erfrischenden Menthol verbessert die Durchblutung sowie den Sauerstofftransport im Körper. Es trägt dazu bei, Ermüdung zu reduzieren und die Konzentration zu stärken.

Rosmarinöl enthält Verbindungen von Campher und Rosmarinsäure, die stimulierende Eigenschaften aufweisen und die geistige Klarheit sowie die Durchblutung fördern, Müdigkeit reduzieren und die körperliche Ausdauer verbessern.

Schmerz & Entzündungen natürlich lindern:

Pfefferminzöl – „das" Schmerzöl: Menthol, der Hauptbestandteil von Pfefferminzöl, das ein kühlendes Gefühl auf der Haut hinterlässt, kann Schmerzen lindern und Spannungskopfschmerzen oder Migräne transformieren. Pfefferminzöl kann direkt auf Stirn und Nacken gerieben werden, um Erleichterung zu bringen.

Lavendelöl wird auch für seine Fähigkeit geschätzt, Schmerzen und Entzündungen zu lindern. Lavendelöl kann bei Kopfschmerzen, Muskel- oder Gelenkschmerzen sowie bei Hautirritationen Linderung verschaffen.

Eukalyptusöl ist bekannt für seine kraftvollen entzündungshemmenden und schmerzlindernden Eigenschaften. Es wird oft bei Atemwegsproblemen verwendet, kann aber auch zur Behandlung von Muskelschmerzen, Arthritis und anderen Entzündungszuständen eingesetzt werden.

Kapitel 4:

Wissenschaftliche Untersuchungen und Studien

*"Die einzige Möglichkeit, einen unsichtbaren Feind
zu besiegen, besteht darin,
ihn auf zellulärer Ebene zu bekämpfen."*

- Dr. Bruce Lipton

Duftende Fettverbrennung: Ätherische Öle und Zellproteine im Einsatz

Die Wissenschaft bestätigt, dass die Interaktion zwischen ätherischen Ölen und zellulären Proteinen die Genaktivität beeinflussen kann. Eine 2013 im *Journal of Applied Physiology* veröffentlichte Studie liefert überzeugende Belege für diese Behauptung. Forscher entdeckten, dass Limonen, eine Verbindung in Zitrusölen, die Genexpression beeinflussen kann, die am Fettverbrennungsprozess beteiligt sind.

Dies bedeutet, dass Zitronenöl das Potenzial hat zu verändern, wie Gene reagieren. Es wurde gezeigt, dass Limonen Gene abschalten kann, die mit Fettleibigkeit in Zusammenhang stehen und andere aktiviert, die mit dem Fettstoffwechsel zusammenhängen. Dies ist nur ein Beispiel unter vielen dafür, wie ätherische Öle epigenetische Veränderungen bewirken können.

Laut einer Studie der *University of Maryland Medical Center* **sind über 90% aller Krankheiten auf genetische Faktoren zurückzuführen**. Ätherische Öle könnten eine wichtige Rolle dabei spielen, diese Faktoren positiv zu beeinflussen.

Immunsystem:
Die Wächter der Gesundheit stärken

Eukalyptusöl: "Der Atemreiniger"

Eine Studie aus dem Jahr 2010 hat gezeigt, dass Eucalyptol das Immunsystem stärken kann, indem es die Aktivität von Phagozyten erhöht - weißen Blutkörperchen, die Krankheitserreger bekämpfen.

Quelle: https://pubmed.ncbi.nlm.nih.gov/20359267

Teebaumöl: "Der Mikrobenschreck"

Eine Studie aus dem Jahr 2006 ergab, dass Terpinen-4-ol in der Lage ist, die Aktivität von bestimmten Zellen zu stimulieren, die an der Immunantwort beteiligt sind.

Quellen: https://pubmed.ncbi.nlm.nih.gov/16418522/
Carson CF et al., J Antimicrob Chemother, 1995
https://cmr.asm.org/content/19/1/50

Lavendelöl: "Die Entspannungsessenz"

Eine Studie aus dem Jahr 2015 zeigte auf, dass diese Verbindungen dazu beitragen können, Entzündungen zu reduzieren und so das Immunsystem zu unterstützen.

Eine andere Untersuchung ergab, dass Lavendelöl entzündungshemmende Wirkungen auf entzündete Hautzellen hat.

Quellen: Choi SY et al., Eur J Pharmacol, 2014
https://www.sciencedirect.com/science/article/ pii/S2221169115001033
https://www.ncbi.nlm.nih.gov/pmc/articles/ PMC4880962

Ingweröl: "Die Wärmewelle"

Das Einreiben von ätherischem **Ingweröl** kann ebenfalls bei der Linderung von Entzündungen im Körper hilfreich sein.

Quelle: Mashhadi NS et al., Food Chem, 2013

Zitronenöl: " Der Immunbooster"

Eine Studie aus dem Jahr 2013 ergab, dass d-Limonen dazu beitragen kann, die Aktivität von weißen Blutkörperchen zu erhöhen und so das Immunsystem zu stärken. Weiters wurde festgestellt, dass ätherisches Zitronenöl die Produktion von Antioxidantien in der Leber erhöhen kann.

Cell Immunol. 2012 Sep;279(1):30-41. doi: 10.1016/j.cell-imm.2012.09.002. Epub 2012 Sep 18.PMID: 23059811

Oreganoöl: "Das Naturantibiotikum"

Eine Studie aus dem Jahr 2008 hat gezeigt, dass Carvacrol das Wachstum verschiedener Bakterien hemmen kann und somit zur Stärkung des Immunsystems beiträgt.

Quellen: https://pubmed.ncbi.nlm.nih.gov/18180807/
Jimbo D et al., J Altern Complement Med, 2009
https://pubmed.ncbi.nlm.nih.gov/23531112/
https://www.ncbi.nlm.nih.gov/pmc/articles/PMC4876125/

Gewürznelkenöl: "Der Schmerzblocker"

Eine 2013 in der *Zeitschrift für Agrar- und Lebensmittelchemie* veröffentlichte Studie fand heraus, dass Eugenol, eine Verbindung, die in Nelkenöl gefunden wurde, COX-2-Expression (ein Protein im Zusammenhang mit Entzündungen und Schmerzen) auf genetischer Ebene hemmt.

Pfefferminzöl: "Die kühle Brise"

Der Mentholgehalt im Pfefferminzöl wurde auf seine Anwendungen in Bereichen wie der Sportleistung, der Schmerzbehandlung und der Unterstützung der mentalen Klarheit untersucht.

Quelle: https://www.ncbi.nlm.nih.gov/pmc/articles/PMC4103722/

Stress & Angst: Natürliche Ruhepole finden

Lavendelöl: Beruhigung auf Knopfdruck

Eine Studie aus dem Jahr 2012 fand heraus, dass Lavendelöl dazu beitragen kann, den Cortisolspiegel zu senken, ein Hormon, das in stressigen Situationen freigesetzt wird.

Quelle: https://www.ncbi.nlm.nih.gov/pubmed/22612017

Eine Studie ergab, dass die Inhalation von Lavendelöl zu einer signifikanten Reduktion von Stress und Angstzuständen bei Patienten vor einer Operation führte

Quelle: Kim JT et al., J Altern Complement Med, 2011

Kamillenöl: Sanfte Entspannung aus der Natur

Eine Studie aus dem Jahr 2012 ergab, dass Kamillenöl dazu beitragen kann, Symptome von Angstzuständen zu lindern.

Quelle: https://www.ncbi.nlm.nih.gov/pubmed/22894890

Eine weitere Studie untersuchte die Wirkung von Kamillenöl auf die emotionale Stabilität bei Frauen während der Menopause. Die Ergebnisse zeigten, dass die Inhalation von Kamillenöl zu einer Verbesserung der emotionalen Stabilität führte.

Quelle: Srivastava JK et al., Evid Based Complement Alternat Med, 2013

Ylang-Ylang-Öl: "Das Entspannungselixier"

Eine Studie aus dem Jahr 2006 ergab, dass Ylang-Ylang-Öl dazu beitragen kann, Gefühle von Angst und Stress zu reduzieren. Es wird angenommen, dass diese Verbindungen den Blutdruck senken und eine positive Wirkung auf die Stimmung haben können.

Quelle: https://www.ncbi.nlm.nih.gov/pubmed/16807875

Eine Studie untersuchte die Wirkung von Ylang-Ylang-Öl auf Angstzustände und Selbstwertgefühl bei Frauen, die sich einer Kaiserschnittgeburt unterzogen. Die Ergebnisse zeigten, dass die Inhalation von Ylang-Ylang-Öl zu einer signifikanten Reduktion von Angstzuständen führte und das Selbstwertgefühl verbesserte.

Quelle: Hongratanaworakit T et al., Evid Based Complement Alternat Med, 2014

Rosenöl: "Der Herzöffner – Beruhigt den Geist, nährt die Seele"

Eine Studie aus dem Jahr 2014 ergab, dass Rosenöl dazu beitragen kann, Gefühle von Stress abzubauen.

Quelle: https://www.ncbi.nlm.nih.gov/pubmed/25024731

Bergamottenöl: "Lichtstrahl der Gelassenheit"

Eine Studie aus dem Jahr 2015 ergab, dass Bergamottenöl die Stimmung verbessern und Gefühle von Erschöpfung reduzieren kann.

Quelle: https://www.ncbi.nlm.nih.gov/pubmed/26247152

Eine Studie untersuchte die Wirkung von Bergamottenöl auf Angstzustände bei Patienten in einem Krankenhaus und fand heraus, dass die Inhalation von Bergamottenöl zu einer signifikanten Verringerung von Angstzuständen führt.

Quelle: Watanabe E et al., Complement Ther Med, 2015

Kamillenöl: "Der Stresslöser – Mild und mächtig gegen Unruhe"

Eine Studie untersuchte die Wirkung von Kamillenöl auf den Schlaf bei Frauen während der Menopause und fand heraus, dass die Inhalation von Kamillenöl zu einer verbesserten Schlafqualität führte.

Quelle: Srivastava JK et al., Evid Based Complement Alternat Med, 2013

Kamille enthält Apigenin, eine Verbindung, die an bestimmte Rezeptoren im Gehirn bindet und so zur Beruhigung beiträgt.

Gesunder Schlaf:
Traumduft für den Schlaf des Gerechten

Bergamottenöl: "Nachtflüsterer, der süße Träume weckt"

Eine Studie untersuchte die Wirkung von Bergamottenöl auf den Schlaf bei Patienten in einem Krankenhaus und fand heraus, dass die Inhalation von Bergamotteöl zu einer verbesserten Schlafqualität führte.

Quelle: Hwang E et al., J Altern Complement Med, 2014

Eine Studie aus dem Jahr 2017 ergab, dass das Einatmen von Bergamottenduft vor dem Zubettgehen den Parasympathikus stimuliert - das Teil des Nervensystems, das uns hilft zu entspannen und uns auf den Schlaf vorbereitet.

Eine wissenschaftliche Studie ergab, dass die Inhalation von Lavendelöl zu einer verbesserten Schlafqualität bei Patienten mit Schlaflosigkeit führte.

Quelle: Lewith GT et al., J Altern Complement Med, 2005

Lavendelöl: „Schlaflied in einem Fläschchen"

Eine Studie aus dem Jahr 2015 ergab, dass das Einatmen von Lavendelöl vor dem Schlafengehen die Schlafqualität bei Personen mit Schlafstörungen verbesserte. Es wird vermutet, dass Lavendelöl die Produktion von Melatonin, dem "Schlafhormon", fördert.

https://pubmed.ncbi.nlm.nih.gov/31780012

Einige Studien haben gezeigt, dass Aromatherapie das Potenzial hat, den Schlafzyklus zu regulieren. Eine Studie aus dem Jahr 2013 ergab, dass das Einatmen von Lavendelöl die Zeit in der Tiefschlafphase verlängern kann, was für eine erholsame Nachtruhe entscheidend ist.

https://pubmed.ncbi.nlm.nih.gov/?term=lavender+oil+sleep

Fit mit Duft für optimale Leistung:

Pfefferminzöl: „Die kühle Energie"

Eine Studie untersuchte die Wirkung von Pfefferminzöl auf die Leistungsfähigkeit von Schwimmern. Es wurde festgestellt, dass die Inhalation von Pfefferminzöl zu einer Verbesserung der Leistungsfähigkeit führte.

Quelle: Meamarbashi A et al., Avicenna J Phytomed, 2014

Rosmarinöl: „Kraft der Konzentration"

Eine Studie untersuchte die Wirkung von Rosmarinöl auf die kognitive Leistungsfähigkeit und fand heraus, dass die Inhalation von Rosmarinöl zu einer Verbesserung der Gedächtnisleistung führte.

Quelle: Moss M et al., Ther Adv Psychopharmacol, 2012

Forscher glauben, dass Rosmarinöl, das Carnosol enthält, das Wachstum von Krebszellen hemmt und zwar indem sie die Prozesse auf vielen zellulären Ebenen einschließlich DNA-Reparaturmechanismen stören. https://pubmed.ncbi.nlm.nih.gov/?term=rosemary+oil+carnosol

Schmerz & Entzündungen natürlich lindern:

Pfefferminzöl: „Kühlender Trost"

Eine Studie untersuchte die Wirkung von Pfefferminzöl auf Spannungskopfschmerzen und fand heraus, dass die äußerliche Anwendung von Pfefferminzöl zu einer signifikanten Schmerzlinderung führte.

Quelle: Göbel H et al., Drug Res (Stuttg), 2016

Teebaumöl: Natürlicher Wächter im Kampf gegen Keime

Eine Studie untersuchte die antimikrobielle Wirkung von Teebaumöl gegen verschiedene Bakterienstämme und fand heraus, dass es eine wirksame Behandlungsoption darstellt.

Quelle: Carson CF et al., J Appl Microbiol, 2006

Weihrauchöl: „Sanfte Stärke zur Schmerzlinderung"

> Eine Studie untersuchte die entzündungshemmende Wirkung von Weihrauchöl und stellte fest, dass es zu einer signifikanten Reduktion der Entzündung führte.

> Quelle: Al-Yasiry AR, Kiczorowska B., Biomed Res Int, 2016

Neue Horizonte des Wissens:

In einer Studie aus dem Jahr 2020 wurde beispielsweise festgestellt, dass **Pefferminzöl** helfen kann, Symptome des Reizdarmsyndroms zu lindern.

Ein weiteres Beispiel ist eine Untersuchung aus dem Jahr 2018, in der gezeigt wurde, dass **Zitronenmelissenöl** Angstzustände reduzieren kann.

Eine Studie aus dem Jahr 2013 veröffentlicht im *Journal of Applied Microbiology* fand heraus, dass Zitronenöl die Expression von Genen beeinflussen kann, die mit der Hautgesundheit zusammenhängen.

Dies sind nur einige Beispiel dafür, wie ätherische Öle unsere Gene direkt beeinflussen können.

Zur Vertiefung: Studienberichte im Fokus

Es gibt unzählige wissenschaftliche Studien zu den epigenetischen Wirkungen ätherischer Öle, die du auf der Medizinischen Datenbank **pubmed.org** findest.

Vergangenheit duftet: Die Historie der Öle

Wissenschaft und Heilkunst der Antike neu entdeckt!

Ätherische Öle, die konzentrierten Destillate aus Blättern, Blüten, Wurzeln und anderen Pflanzenteilen, sind seit Tausenden von Jahren für ihre therapeutischen Eigenschaften bekannt und genutzt worden. Die Geschichte der ätherischen Öle reicht zurück bis in die Hochkulturen des alten Ägyptens, wo sie zur Einbalsamierung, als Parfüm und für medizinische Zwecke verwendet wurden. Auch in anderen alten Kulturen wie in Indien, China und im Römischen Reich waren ätherische Öle ein integraler Bestandteil der natürlichen Medizin und der täglichen Rituale.

Die Destillation als Methode zur Extraktion ätherischer Öle wurde im 10. Jahrhundert von dem persischen Wissenschaftler Avicenna perfektioniert, was zu einer Verfeinerung und Erweiterung ihrer Anwendung führte. Im Laufe der Jahrhunderte setzten sich ätherische Öle in der Volksmedizin, in religiösen Zeremonien und in der Küche durch.

Ihre wissenschaftliche Erforschung begann jedoch erst im 19. und 20. Jahrhundert, als die moderne Chemie und die Aromatherapie begannen, die spezifischen chemischen Bestandteile und Wirkmechanismen dieser mächtigen essentiellen Öle ansatzweise zu identifizieren.

Die Verbindung zwischen ätherischen Ölen und der Epigenetik ist ein relativ neues Forschungsgebiet, das ein enormes Potenzial für die Gesundheitsvorsorge und Behandlung von Krankheiten birgt. Durch das Verständnis, wie bestimmte ätherische Öle die Genexpression beeinflussen können, öffnen sich neue Wege für die Prävention und Behandlungsmethoden von physischen Krankheiten, die Verbesserung der emotionalen Gesundheit und das allgemeine Wohlbefinden.

"Ändere deine Gedanken und du änderst deine Welt."
- Norman Vincent Peale

Kapitel 5:

Das epigenetische Rezeptbuch

" Die Epigenetik zeigt uns, dass unsere Gene nicht in Stein gemeißelt sind."

\- Maria L. Schasteen

**Natur trifft Wissenschaft:
Ätherische Öle in epigenetischer Anwendung**

Um die gesunde Funktion der Epigenetik zu unterstützen, können ätherische Öle auf verschiedene Weise verwendet werden.

Inhalation: Eine beliebte Methode ist die Inhalation von ätherischen Ölen. Durch das Einatmen der Düfte beziehungsweise der Dämpfe gelangen die bioaktiven Bestandteile in die Lunge und werden von dort aus in den Blutkreislauf aufgenommen. Dies ermöglicht eine schnelle Wirkung auf den Körper und das Gehirn.

Du kannst ein paar Tropfen ätherisches Öl in einem Diffuser vernebeln oder einige Tropfen auf ein Taschentuch geben und daran riechen.

Äußerliche Anwendung: Ätherische Öle werden auch gerne auf die Haut aufgetragen, um ihre Wirkung zu entfalten. Es ist jedoch wichtig, ätherische Öle vor der Anwendung mit einem Trägeröl wie Kokosöl oder Mandelöl zu verdünnen, um mögliche Hautreizungen zu vermeiden.

Massiere die Mischung sanft in die Haut ein, um eine lokale Wirkung zu erzielen. Der direkte Kontakt der ätherischen Öle mit den Zellen und Geweben fördert ihre Absorption.

Aromatherapie-Bäder: Ein entspannendes Bad mit ätherischen Ölen kann nicht nur Stress abbauen, sondern auch epigenetische Veränderungen unterstützen.

Gib einige Tropfen ätherisches Öl deiner Wahl in Salz, Bade Gel oder Sahne (Emulgator). Füge die Mischung dem warmen Badewasser zu und genieße eine entspannende Auszeit. Die Dämpfe des ätherischen Öls, die du einatmest, können so zusätzlich ihre Wirkung entfalten.

Duftsteine oder -schmuck: Duftende ätherische Öle werden auch gerne auf Duftsteine oder speziellen Schmuck aufgetragen. So trägst du das Aroma des ätherischen Öls während des Tages diskret bei dir.

Atme zwischendurch immer wieder den angenehmen Duft ein, um die Wirkung der ätherischen Öle zu genießen.

Ätherische Öle stellen also einen faszinierenden Ansatz zur Unterstützung der Epigenetik dar. Ihre bioaktiven Bestandteile können direkt auf epigenetische Prozesse einwirken und damit zur Förderung einer optimalen genetischen Gesundheit beitragen. Durch Inhalation, äußerliche Anwendung, Aromatherapie-Bäder und den Einsatz von Duftsteinen oder -schmuck bringst du ätherische Öle in deinen Alltag, um ihre vielfältigen Vorteile zu nutzen. Mit ihrem reichen Duftspektrum und ihrer beeindruckenden Wirkung stellen ätherische Öle den wirksamsten und direktesten Schlüssel zur Förderung einer gesunden Epigenetik dar.

Die Aromaküche: Verwende zum Verzehr gekennzeichnete ätherische Öle wie Zitrone, Orange, Salbei, Majoran und viele andere kulinarische Öle, um in deine Gerichte ein ganz besonderes und unvergessliches Aroma zu zaubern.

Oft genügt bereits ein einziger Tropfen! Sei sparsam mit dem Würzen deiner Speise, denn ätherische Öle sind hochkonzentriert. Es ist einfacher, sparsam mit ätherischen Ölen zu beginnen und bei Bedarf nachzudosieren, als die Wirkung eines überwürzten Gerichts zu korrigieren.

Beginne nun einige der folgenden ätherischen Ölrezepte auszuprobieren und ihre epigenetische Wirkung auf dein Leben zu erkunden.

"Das Geheimnis des Wandels besteht nicht darin, all deine Energie auf den Kampf gegen das Alte zu konzentrieren, sondern darauf, das Neue zu bauen."

- Socrates

**Deine Reise mit ätherischen Ölen:
Praktische Aktionsschritte für dein Wohlbefinden**

1. Erforsche verschiedene Arten von ätherischen Ölen und ihre Vorteile.

2. Beginne damit, ätherische Öle in deinen Alltag einzubauen - zum Beispiel durch Diffusion oder äußerliche Anwendung.

3. Beobachte Veränderungen in deinem körperlichen und emotionalen Zustand nach der Anwendung der Öle.

Vitale Rezepturen:
Ätherische Öle für dein Immunsystem:

Energiebombe im Diffuser: Immunstärkender Diffuser-Mix

- 4 Tropfen ätherisches Eukalyptusöl
- 4 Tropfen ätherisches Rosmarinöl
- 2 Tropfen ätherisches Zitronenöl
- Diffuser gefüllt mit Wasser

Gib die ätherischen Öle in einen Diffuser gefüllt mit Wasser. Lasse den Aroma-Diffuser für 30-60 Minuten laufen, um die Raumluft von Pathogenen zu reinigen, das Immunsystem zu stärken und deine Stimmung anzuheben.

Frischer Wind im Raum: Luftreinigung deluxe

- 3 Tropfen ätherisches Teebaumöl
- 2 Tropfen ätherisches Eukalyptusöl
- 2 Tropfen ätherisches Zitronenöl
- Aroma-Diffuser

Gib die ätherischen Öle in den Aroma-Diffuser, um die Luft zu reinigen und die Atemwege zu unterstützen.

Immunstärkung: Der Immunbooster in Roll-On-Form

- 10 Tropfen ätherisches Teebaumöl
- 5 Tropfen ätherisches Zitronenöl
- 5 Tropfen ätherisches Lavendelöl
- Trägeröl (Jojobaöl, Kokosöl, Mandelöl, etc.)
- 10-ml-Roll-On-Flasche

Gib die ätherischen Öle in das Roll-On-Fläschchen und fülle mit einem Trägeröl auf. Mische gründlich. Trage die Mischung auf die Handgelenke und den Nacken auf und reibe sie sanft ein. Wiederhole dies zweimal täglich, um das Immunsystem zu stärken.

Kraftpaket für die Abwehrkräfte: Immun-Boost-Roll-On

- 10 Tropfen ätherisches Eukalyptusöl
- 10 Tropfen ätherisches Teebaumöl
- 5 Tropfen ätherisches Lavendelöl
- 30 ml Trägeröl
- Roll-On-Fläschchen

Gib die ätherischen Öle mit dem Trägeröl in ein Roll-On-Fläschchen und mische gut. Rolle die Ölmischung auf Handgelenke, Nacken und Fußsohlen, um das Immunsystem zu stärken.

Atemfreiheit pur: Power-Inhalation für dein Immunsystem

- 2 Tropfen ätherisches Eukalyptusöl
- 2 Tropfen ätherisches Rosmarinöl
- 2 Tropfen ätherisches Teebaumöl
- Schüssel mit heißem Wasser

Mische die ätherischen Öle in einer Schüssel mit heißem Wasser. Atme den Dampf ein, indem du deinen Kopf über die Schüssel beugst und dich mit einem Handtuch abdeckst. Die ätherischen Öle helfen, die Atemwege freizumachen und das Immunsystem zu stärken.

Inhalation: Intensive Immunstärkung in der Luft

- 2 Tropfen ätherisches Oreganoöl
- 2 Tropfen ätherisches Zitronenöl
- 2 Tropfen ätherisches Pfefferminzöl
- Schüssel mit heißem Wasser

Gib die ätherischen Öle in eine Schüssel mit heißem Wasser. Bedecke deinen Kopf mit einem Handtuch und atme den Dampf für etwa 10 Minuten ein, um das Immunsystem zu stärken.

Massage mit Epi-Mehrwert:
Immunstärkende Ölmischung für Körper und Geist

- 5 Tropfen ätherisches Lavendelöl
- 5 Tropfen ätherisches Eukalyptusöl
- 5 Tropfen ätherisches Ingweröl
- 30 ml Trägeröl (wie Mandelöl, Kokosöl, etc.)

Mische die ätherischen Öle mit einem Trägeröl. Massiere das Öl sanft auf Brust und Rücken ein, um das Immunsystem zu stärken und Entzündungen zu reduzieren.

Eine revolutionäre Formel für ein starkes Immunsystem

- 5 Tropfen ätherisches Teebaumöl
- 5 Tropfen ätherisches Eukalyptusöl
- 5 Tropfen ätherisches Lavendelöl
- 30 ml eines Trägeröls (Mandelöl, Kokosöl, etc.)

Mische die ätherischen Öle mit einem Trägeröl. Verwende diese Mischung für eine entspannende Massage, um das Immunsystem zu stärken und Stress abzubauen.

Wellness für die Abwehrkräfte:
Das immunstärkende Bad zum Wohlfühlen

- 5-8 Tropfen ätherisches Thymianöl
- 5-8 Tropfen ätherisches Ingweröl
- Emulgator (z.B. Salz, Bade Gel oder Sahne)

Gib die ätherischen Öle in einen Emulgator wie Salz, Bade Gel oder Sahne zu deinem warmen Badewasser hinzu. Tauche für 15-20 Minuten in das Bad ein, um das Immunsystem zu stimulieren und Erkältungen vorzubeugen.

Diese Rezepte dienen als Richtlinie. Du kannst die Menge und Kombination der ätherischen Öle deinen Vorlieben anpassen.

Suchst du nach weiteren Rezepten, empfiehlt mein Buch *Duftmedizin – Das Praxisbuch* viele weitere Anwendungsmöglichkeiten mit ätherischen Ölen, die für ihre antimikrobiellen und immununterstützenden Eigenschaften bekannt sind. Obwohl es viele ätherische Öle mit diesen Eigenschaften gibt, bedenke, dass du nicht alle diese Öle brauchst, um Erfolge zu erzielen. Wähle zwei oder drei aus der Liste aus, oder suche die ätherischen Öle heraus, die du bereits zu Hause hast und beginne damit zu experimentieren. Hier ist eine ausführliche Liste.

Verborgene Schätze für die Abwehrkräfte: Weitere ätherische Öle zur Stärkung des Immunsystems

Bergbohnenkraut, Galbanum, Gewürznelke, Koriander, Kümmel, Lavendel, Ledum, Limette, Mandarine, Myrrhe, Muskatnuss, Narde, Orange, Oregano, Palo Santo, Pfefferminze, Salbei, Teebaum, Thymian, Weihrauch, Weißtanne, Zimtrinde, Zistrose, Zitrone, Zitronengras

Maximale Wirkung: Tipps zur Anwendung ätherischer Öle für das Immunsystem:

- 2–3 Tropfen des ausgewählten ätherischen Öls verdünnen und auf Brust- und Bauchbereich reiben.

- Ysopöl verdünnt als Deo unter die Arme reiben.

- 3–6 Tropfen auf Fußreflexzonen der Thymusdrüse massieren.

- Im Aroma-Diffuser vernebeln und direkt einatmen.

- 1 Tropfen (z. B. Zitronenöl) in einer Tasse Wasser oder Tee trinken. (Verwende ausschließlich nahrungsmittelechte ätherische Öle.)

Diese Methoden tragen dazu bei, das Immunsystem zu stärken und den Körper in der Abwehr gegen Krankheitserreger zu unterstützen. Es ist jedoch wichtig, ätherische Öle verantwortungsvoll und gemäß den Sicherheitsrichtlinien (siehe Anhang) zu verwenden. Beachte, dass ätherische Öle sehr konzentriert sind und lasse dich bei Bedarf von einem Fachmann auf dem Gebiet der Aromatherapie beraten.

Wenn du mit der Anwendung ätherischer Öle beginnen möchtest, gibt es einige Dinge zu beachten:

Erstens: Nicht alle Öle sind gleich wirksam. Stelle sicher, dass du reine und therapeutisch getestete Produkte verwendest.

Zweitens: Ätherische Öle sollten stets verdünnt werden bevor sie auf die Haut aufgetragen oder inhaliert werden, weil sie sehr konzentriert sind.

Zusätzlicher Tipp: Wenn du Hautirritationen oder allergische Reaktionen auf ein bestimmtes ätherisches Öl bemerkst, gib viel reines Pflanzenöl (Kokosöl, Jojobaöl, etc.) auf die Stelle, um das schnelle Eindringen des ätherischen Öls in die Haut zu verringern. Etwaige Rötungen verschwinden dadurch meist sofort.

Stress und Angstzustände

Entspannung pur: Natürliche Hilfe bei Stress und Angstzuständen mit ätherischen Ölen

- Gib einige Tropfen ätherisches Lavendelöl in ein warmes Bad oder auf dein Kopfkissen vor dem Schlafengehen.

- Trage einen Tropfen Lavendelöl auf deine Handgelenke auf, um eine beruhigende Wirkung zu erzielen.

Duftendes Rezept für Ruhe und Gelassenheit:

- 5 Tropfen ätherisches Lavendelöl
- 30 ml Mandelöl

Mische ätherisches Lavendelöl mit dem Mandelöl und verwende es für eine entspannende Massage.

Harmonie im Raum: Entspannender Diffuser-Mix

- 5 Tropfen ätherisches Lavendelöl
- 3 Tropfen ätherisches Pfefferminzöl
- 2 Tropfen ätherisches Zitronenöl

Verwende diesen Mix in einem Aroma-Diffuser, um eine beruhigende Umgebung zu schaffen.

Gelassenheit zum Mitnehmen: Stressabbau-Roll-On

- 10 ml Trägeröl (wie Jojoba- oder Mandelöl)
- 4 Tropfen ätherisches Lavendelöl
- 2 Tropfen ätherisches Pfefferminzöl

Gib alle Zutaten in ein Roll-On-Fläschchen und mische vorsichtig. Bei Bedarf trage die Ölmischung auf die Schläfen, hinter die Ohren oder auf die Handgelenke auf.

Sonnenstrahl in der Flasche: Kreative Bergamotte-Rezepte

- Ätherisches Bergamottenöl
- Diffuser

Probiere **Bergamottenöl** aus, indem du ein paar Tropfen unverdünnt in einen Diffuser gibst, um eine entspannende Atmosphäre zu schaffen.

Oder trage es verdünnt mit einem Trägeröl direkt auf die Haut auf.

Ruhe und Entspannung: Ein wirksames Anti-Stress-Rezept

- 2 Tropfen ätherisches Bergamottenöl
- 2 Tropfen ätherisches Lavendelöl
- 1 Teelöffel Trägeröl (Massageöl)

Füge die ätherischen Öle zum Trägeröl hinzu und massiere diese Mischung sanft auf deine Schläfen und den Nacken, um Stress abzubauen.

Exotische Verwöhnung: Rezepte mit Ylang-Ylang-Öl

Tipps für Wohlbefinden und Entspannung:

Trage einen Tropfen Ylang-Ylang-Öl auf Handgelenke oder auf den Hals auf, um eine beruhigende Wirkung zu erzielen.

Du kannst auch ein paar Tropfen in ein warmes Bad geben oder in einem Aroma-Diffuser vernebeln.

Ein sinnliches Rezept für Harmonie im Alltag:

- 3 Tropfen ätherisches Ylang-Ylang-Öl
- 2 Tropfen ätherisches Lavendelöl
- 2 Tropfen ätherisches Bergamottenöl
- 30 ml Jojobaöl

Mische die ätherischen Öle mit Jojobaöl und verwende diese Mischung als Massageöl für eine entspannende und beruhigende Massage.

Sanfte Entspannung mit Kamillenöl:

Einfach und effektiv: Kamillenöl für Wohlbefinden

Gib ein paar Tropfen Kamillenöl in einen Aroma-Diffuser, um eine beruhigende Atmosphäre zu schaffen.

Verwöhnende Entspannung: Beruhigendes Massageöl

- 5 Tropfen ätherisches Kamillenöl
- 30 ml Traubenkernöl

Mische das ätherische Kamillenöl mit Traubenkernöl und verwende die Mischung für eine entspannende Massage.

Luxuriöse, duftende Auszeit: Rosenöl Rezepte

Ein einfacher Weg zur Anwendung ist das Hinzufügen einiger Tropfen Rosenöl zu einem warmen Bad.

Die Verwendung von Rosenöl in einem Aroma-Diffuser schafft eine romantische Atmosphäre.

Rosenöl ist auch ein beliebtes und kostbares Parfüm. Ein Tropfen hinter das Ohr genügt, um sich für längere Zeit in Rosenduft zu hüllen.

Pfefferminzöl für ein belebendes Fitness Training:

Gib ein paar Tropfen Pfefferminzöl auf ein Taschentuch und atme den Duft während des Trainings oder vor einer sportlichen Aktivität ein.

Fitness im Fläschchen

Natürlicher Fitnesstrend: Belebendes Rosmarinöl

- 5 Tropfen ätherisches Rosmarinöl
- 2 Tropfen ätherisches Pfefferminzöl
- 30 ml eines Trägeröls (z.B. Jojobaöl)

Massiere die Ölmischung vor dem Training in deine Muskeln ein, um die Durchblutung zu fördern.

Frische-Power aus der Natur: Zitronenöl-Boost

Gib ein paar Tropfen Zitronenöl (Nahrungsmittelqualität) zu einem Glas Wasser und trinke es vor dem Training oder wenn du Energie brauchst, um den Energielevel zu steigern.

Atemfrei durch die Kraft der Natur: Eukalyptusöl-Rezept

Gib ein paar Tropfen Eukalyptusöl auf ein Taschentuch und atme den Duft während des Trainings oder wenn du Energie brauchst ein, um die Atemwege zu öffnen.

Lavendelöl für einen tiefen und entspannten Schlaf:

Gib ein paar Tropfen Lavendelöl auf dein Kopfkissen oder in einen Aroma-Diffuser vor dem Schlafengehen, um eine entspannende Atmosphäre zu schaffen.

Natürliche Ruhequelle

Beruhigende Schlafmischung im Aroma-Diffuser

- 5 Tropfen ätherisches Lavendelöl
- 3 Tropfen ätherisches Bergamottenöl
- 2 Tropfen Römische Kamille

Mische diese Öle in deinem Diffuser und lasse ihn etwa 30 Minuten vor dem Schlafengehen im Schlafzimmer laufen.

Entspannung pur:
Wohltuendes Fußbad vor dem Schlafengehen

- 2 Tropfen ätherisches Lavendelöl
- 2 Tropfen ätherisches Zedernholzöl
- Ein Fußbad mit warmem Wasser

Entspanne deine Füße für 15-20 Minuten.

Sanfte Wohlfühlmomente: Beruhigende und pflegende Kamillenöl Rezepte

Kamillenöl, bekannt für seine beruhigenden und entzündungshemmenden Eigenschaften, kann Schmerzen lindern und Entzündungen reduzieren, wenn es auf die betroffene Stelle aufgetragen wird. Kamillenöl ist auch wirksam bei der Linderung von Hautirritationen und Verbrennungen. Mit seinem besonders milden und beruhigenden Kamillenduft ist dieses Öl auch vor dem Zubettgehen eine beliebte Option, um den Tagesstress loszulassen und zu entspannen.

> Gib ein paar Tropfen Kamillenöl in einen Aroma-Diffuser im Schlafzimmer oder füge das Öl zu einem warmen Bad vor dem Schlafengehen hinzu, um eine entspannende Wirkung zu erzielen. (Verwende Salz, Bade Gel oder Sahne als Emulgator, denn Wasser und Öl vermischt sich nicht.)

Entspannt ins Land der Träume: Bergamottenöl Rezepte

> Gib ein paar Tropfen Bergamottenöl auf dein Kopfkissen für süße Träume.

> Lass den Aroma-Diffuser mit diesem lieblichen Duft vor dem Schlafengehen laufen.

> Füge das erfrischend duftende Öl zu deiner Hautpflegelotion hinzu, die du vor dem Schlafengehen auf deine Haut aufträgst.

Eine gute Schlafhygiene und ein entspanntes Schlafumfeld sind ebenfalls wichtig für eine verbesserte Schlafqualität, um epigenetische Veränderungen in deinem Schlafzyklus erfolgreich zu unterstützen. Willst du mehr zum Thema Schlaf erfahren, lies mein Buch *Schlafstörungen – Besser schlafen und erholt aufwachen mit Duftmedizin.*

Chronische Müdigkeit:
Düfte als Energielieferanten

Chronische Müdigkeit hängt oft mit Stress und Angst und einem daraus resultierenden Schlafdefizit zusammen. Greife daher zurück auf die bewährten ätherischen Öle für eine verbesserte Schlafqualität. Sei nicht verwundert, dass es eigentlich nur eine Handvoll ätherischer Öle sind, auf die wir immer wieder zurückgreifen. Das bekannteste ätherische Öl, das die Nerven beruhigt, den Stresslevel senkt, die rasenden Gedanken zum Schweigen bringt und chronische Müdigkeit und Schlafmangel transformiert ist:

Lavendelöl gegen Müdigkeit:

Lavendelöl beruhigt und entspannt, reduziert Stress, der oft mit chronischer Müdigkeit und Erschöpfungszuständen einhergeht und schafft eine ruhige Atmosphäre, die zur Regeneration beiträgt. Es unterstützt einen besseren Schlaf, der essentiell für die Erholung des Körpers ist.

Kraft der Natur für eine energetisierende Ölmischung:

- 2 Tropfen ätherisches Lavendelöl
- 2 Tropfen ätherisches Pfefferminzöl
- 1 Tropfen ätherisches Rosmarinöl
- 1 Tropfen ätherisches Zitronenöl
- Trägeröl (wie Mandel- oder Jojobaöl)

Mische diese belebenden ätherischen Öle mit einem Trägeröl in einem Roll-On-Fläschchen für eine einfache Anwendung. Trage die Mischung bei Bedarf auf Pulsstellen, Schläfen oder im Nacken auf, um die Energie zu steigern und Müdigkeit zu transformieren.

Kamillenöl Rezept gegen chronische Müdigkeit:

Gib ein paar Tropfen Kamillenöl in einen Diffuser im Schlafzimmer oder füge es zu einem warmen Bad vor dem Schlafengehen hinzu, um eine entspannende Wirkung zu erzielen.

Bergamottenöl für mehr Energie:

Verwende ein paar Tropfen Bergamottenöl wie oben beschrieben auf dem Kopfkissen, in einer duftenden Lotion oder in Aroma-Diffuser, um chronische Müdigkeit zu demetzylieren.

Energieboost mit Pfefferminzöl:

Für eine erfrischende und belebende Wirkung bei Erschöpfung und zur Verbesserung der geistigen Klarheit (etwa beim Studium), reibe einen Tropfen Pfefferminzöl auf Stirn und Nacken (nicht in die Augen bringen).

Verneble das ätherische Öl im Aroma-Diffuser.

Nimm einen Hauch von nahrungsmittelechtem Pfefferminzöl in den Mund. Das weckt auf und energetisiert!

Was tun, wenn du autofährst und Müdigkeit dich übermannt. Nimm einen Tropfen Pfefferminzöl und reibe ihn in den Nacken. Sei vorsichtig, dass du kein ätherisches Öl in die Augen bekommst. Wenn du den Airconditioner laufen lässt, ist es auch ratsam, das ätherische Öl nur in den Nacken zu geben, nicht auf die Stirn, damit der Ventilator dir nicht die kühle Brise in die Augen bläst und die Augen zu tränen beginnen. Du kannst auch einen Hauch eines erfrischenden Tropfens in den Mund nehmen. Er belebt augenblicklich.

Energie-Inhalator selbst gemacht:

- 5 Tropfen ätherisches Pfefferminzöl
- 5 Tropfen ätherisches Orangenöl
- 5 Tropfen ätherisches Limettenöl

Mische die Öle in einem leeren Inhalatorröhrchen. Bei Bedarf öffnen und für einen schnellen Energiekick inhalieren.

Belebendes Raumspray mit Rosmarinöl:

- 10 Tropfen ätherisches Rosmarinöl
- 10 Tropfen ätherisches Grapefruitöl
- 10 Tropfen ätherisches Zitronenöl
- Gefiltertes Wasser

Gib die ätherischen Öle in eine 100 ml Sprühflasche und fülle sie mit gefiltertem Wasser auf. Gut schütteln und im Raum versprühen, um negative Ionen in die Luft zu bringen, verbrauchte Luft zu energetisieren und die Konzentration und Energie zu steigern.

Zitronenöl gegen Müdigkeit: Rezepte für mehr Energie

Zitrusdüfte wie Zitrone, Limette oder Grapefruit sind bekannt für ihre belebenden Eigenschaften. Diese Düfte können das Energieniveau erhöhen und die Stimmung verbessern, was dazu beitragen kann, die Symptome von chronischer Müdigkeit zu lindern.

Atme den Duft von Zitronenöl tief ein.

Reibe ein paar Tropfen des Öls auf die Fußsohlen.

Nimm einen Tropfen zum Verzehr zugelassenes ätherisches Zitronenöl in dein Getränk.

Jasminöl gegen Erschöpfung:
Rezepte für revitalisierende Entspannung

Jasmin wird oft als natürliches Antidepressivum verwendet. Es hat eine positive Wirkung auf die Stimmung und kann dazu beitragen, Gefühle von Erschöpfung oder Niedergeschlagenheit zu lindern.

Du kannst Jasminöl in einem Diffuser verwenden.

Reibe einen Tropfen des Öls aufs Herz.

Trage den lieblichen Blütenduft als Parfüm.

Energetischer Roll-On zum Selbermachen:

*   10 Tropfen ätherisches Orangenöl
*   5 Tropfen ätherisches Pfefferminzöl
*   5 Tropfen ätherisches Ingweröl
*   Trägeröl (z.B. Kokosöl)

Mische die ätherischen Öle in einer 10 ml Roll-On-Flasche und fülle sie mit Trägeröl auf. Bei Bedarf auf die Handgelenke und den Nacken auftragen für einen sofortigen Energie- und Stimmungsschub.

Belebendes Fußbad mit Zitronengrasöl:
Rezept für Erfrischung und Entspannung

*   5 Tropfen ätherisches Zitronengrasöl
*   5 Tropfen ätherisches Lavendelöl
*   Epsomsalz

Löse eine Handvoll Epsomsalz, dem du die ätherischen Öle beigefügt hast, in warmem Wasser auf. Tauche deine Füße für 15-20 Minuten ein, um zu revitalisieren.

Energie-Diffuser-Blend mit Eukalyptusöl:

- 5 Tropfen ätherisches Eukalyptusöl
- 5 Tropfen ätherisches Rosmarinöl
- 5 Tropfen ätherisches Zitronenöl

Gib die Öle in deinen Diffuser und verwende ihn in deinem Arbeits- oder Wohnbereich, um die mentale Klarheit zu fördern und Müdigkeit zu reduzieren.

Entdecke weitere Öl-Rezepte gegen chronische Müdigkeit:

Natürlich gibt es noch unzählige andere ätherische Öle, wovon du eines oder mehrere vielleicht zu Hause hast, die du bei chronischer Müdigkeit verwenden kannst. Die folgenden Anregungen stammen aus meinem Buch *Duftmedizin – Das Praxisbuch*.

Hier sind weitere ätherische Öle und Rezepte gegen chronische Müdigkeit:

Baldrian, Balsamtanne, Basilikum, Bergamotte, Fichte, Geranie, Immortelle, Ingwer, Kamille, Lavendel, Myrrhe, Muskatnuss, Myrte, Orange, Pfefferminze, Rose, Rosmarin, Salbei, Sandelholz, Weihrauch, Zitrone

Natürlich können diese Öle in Rezepten individuell angepasst werden, um der chronischen Müdigkeit entgegenzuwirken und das allgemeine Wohlbefinden zu verbessern.

Mögliche Ursachen für chronische Müdigkeit:

- Störungen regulativer Botenstoffe im Gehirn

- Übersäuerung des Körpers, was den Sympathikus überreizt und zu Erschöpfung führt

Empfohlene Therapien zur Steigerung des Energielevels:

Orthomolekulartherapie: Setze auf Entsäuerung und Remineralisierung durch ein hochwirksames Vitamin- und Mineralstoffpräparat, einschließlich Omega-3-Fettsäuren und Glutathion, um oxidativem Stress entgegenzuwirken.

Aromatherapie: Nutze eines oder mehrere dieser genannten ätherischen Öle, um Stress abzubauen und eine ruhevolle Stimmung zu fördern. Düfte tragen bei der Meditation unterstützend bei und schenken eine beruhigende bis belebende Atmosphäre in Bädern, Cremen und Parfüms.

Depression: Ätherische Öle als Lichtblick

Für die Linderung von Depressionen durch individuell abgestimmte Aromatherapie bietet das *Praxisbuch* eine Vielzahl von ätherischen Ölen und spezifischen Rezepten. Hier sind einige der empfohlenen Öle und ein Rezept für emotionale Ausgeglichenheit:

Ätherische Öle für emotionale Balance und Linderung von Depressionen:

Fichte, Geranie, Grapefruit, *Jasmin absolue,* Kamille, Lavendel, Melisse, Neroli, Orange, Pfefferminze, Rosmarin, Salbei, Sandelholz, Weihrauch, Vetiver, Ylang Ylang, Zitrone

Rezept für eine Gute-Laune-Ölmischung:

- 2 Tropfen ätherisches Limettenöl
- 2 Tropfen ätherisches Geranienöl
- 1 Esslöffel Massageöl

Verwende die Mischung für eine wohltuende Massage.

Verneble Limette und Geranie im Aroma-Diffuser oder atme sie direkt ein.

Trage die Mischung als Parfüm.

Mögliche Ursachen für Depressionen und emotionale Unausgeglichenheit:

- Übersäuerung
- Stress und Schlafentzug
- Entzündungen
- Störungen regulativer Botenstoffe im Gehirn
- Vorerkrankungen und Medikamentenkonsum
- Viren und Pilzbefall
- Enzymmangel
- Niedrige Serotoninwerte
- Ernährungsfehler

Orthomolekulartherapie:

- Entsäuerung
- Nährstoffzufuhr (Vitamine, Mineralstoffe, Omega-3-Fettsäuren)
- Optimierung der Serotonin-Synthese

Aromatherapie:

- Das Einatmen beruhigender und erdender ätherischer Öle kann bereits hilfreich sein.

- Das Vernebeln einer Mischung aus Mandarine, Rosmarin und Ylang-Ylang im Aroma-Diffuser beeinflusst positiv die Stimmung.

- Massage mit einem oder mehreren der oben genannten ätherischen Öle, gemischt mit neutralem Massageöl, kann wohltuend wirken.

- Ätherische Öle wie Orangenöl und Melisse schützen, entgiften und aktivieren die Zirbeldrüse und beeinflussen positiv die Stimmung und Emotionen.

Diese Informationen und Empfehlungen können als Ausgangspunkt dienen, um eine individuell abgestimmte Aromatherapie zur Linderung von Depressionen zu entwickeln.

Bedenke, dass die individuelle Auswahl der ätherischen Öle für die Wirksamkeit der Aromatherapie bei Depressionen entscheidend ist. Jeder Mensch reagiert unterschiedlich auf verschiedene Düfte - was bei einer Person beruhigend wirkt, könnte bei einer anderen Person keine Wirkung zeigen oder sogar unangenehm sein. Daran erkennen wir genetische Muster, die jeder Mensch in sich hält und als Gefühle und Gedanken nach außen trägt, wobei die Gedanken und Gefühle wieder zurück reichen zu den Genen, um von unseren Gefühlen und Gedanken geformt (methyliert) zu werden. Ätherische Öle sind einzigartige Hilfsmittel, die es uns mit duftender Leichtigkeit ermöglichen unsere Emotionen zum Positiven hin zu transformieren, um als neue Realität in unser Leben zu treten.

Schmerz und Entzündung: Die heilende Brise

Langjährige Aromatherapie-Anwender greifen intuitiv zu einem ätherischen Öl, wenn es irgendwo schmerzt. Der Schmerz ist ja ein Hilferuf des Körpers und wir sollten ihm zu Hilfe kommen, statt diesen Hilferuf mit Medikamenten zum Schweigen zu bringen. Oft wissen wir nicht, was die Ursache des Schmerzes ist.

Trotzdem ist bewiesen, dass ätherische Öle, in ihrer eigenen Weisheit, dem Körper Dinge zuführen, die ihm fehlen. Sie könnten etwa Sauerstoff zu den geschädigten Zellen bringen, um den Energie- und Blutfluss am Laufen zu halten. Oder sie könnten dem Gehirn signalisieren, Enzyme oder Hormone freizusetzen, die in dem Augenblick lebensnotwendig sind. Dadurch, dass das ätherische Öl einen Hilferuf absetzt und Hilfe kommt, wie die Feuerwehr zu einem brennenden Haus, kann sich der Körper beruhigen. Die Schmerzen lassen nach und die Zellen werden mit dem Notwenigen versorgt.

Manche Menschen entwickeln im Laufe ihres stressvollen Lebens vielleicht Spannungskopfschmerzen. Diese sind eine häufige Form von Kopfschmerzen, die oft durch Muskelverspannungen im Nacken- und Schulterbereich verursacht werden. Diese Art von Kopfschmerz ist typischerweise durch einen dumpfen, drückenden Schmerz auf beiden Seiten des Kopfes gekennzeichnet. Mögliche Ursachen für Spannungskopfschmerzen können Stress, schlechte Haltung, Augenanstrengung oder andere Faktoren sein, die zu einer Verspannung der Kopf- und Nackenmuskulatur führen.

Ursachen von Spannungskopfschmerzen:
Ein Blick auf Zusammenhänge

- Übersäuerung und Vergiftung, die durch Ernährung, Stress oder Umweltgifte (wie amalgambedingte Migräne) hervorgerufen werden können.

- Mangel an essenziellen Mikronährstoffen, die für Botenstoffe und Hormone notwendig sind.

- Darmerkrankungen, die die Darmflora beeinträchtigen.

- Immunschwäche

Mit ätherischen Ölen im Kontext der Epigenetik behandeln

Ätherische Öle können auf verschiedene Weise helfen alle Arten von Schmerzen, darunter auch Spannungskopfschmerzen, zu lindern und deren Auftreten zu reduzieren und schließlich zu transformieren, indem sie auf epigenetischer Ebene wirken.

Um epigenetisch eine nachhaltige, transformierende Wirkung zu erzielen, massiere die Schmerzstelle mit Intention: Geist über Materie.

Ein Handvoll Öle für alle Beschwerden? Universallösung!

Sei nicht erstaunt, dass es immer wieder dieselben ätherischen Öle sind, die uns bei den unterschiedlichsten Beschwerden hilfreich zur Seite stehen. Das Geheimnis des Lebens ist „Einfachheit". Für dich bedeutet das, dass deine Hausapotheke, die aus ein paar ätherischen Ölen besteht, all deine täglichen Herausforderungen abdecken kann.

In meinem Buch *Schmerzen - Mit Duftmedizin auf sanfte Weise lindern* kannst du unter anderem lesen, dass das Geheimnis des Schmerzes in der Zelle liegt und wie du dich von Kopf bis Fuß mit Duftmedizin umsorgst, um deine Zellen zu entlasten und schmerzfrei zu werden.

Ein Rezept gegen Schmerzen: Natürliche Heilmethoden

- 30 Tropfen ätherisches Balsamtannenöl
- 10 Tropfen ätherisches Immortellenöl
- 5 Tropfen ätherisches Pfefferminzöl
- 1 Tropfen ätherisches Oreganoöl

Verdünne diese Ölmischung 50:50 mit einem Trägeröl und reibe 2-4 Tropfen nach Bedarf auf die betroffene Stelle ein.

Was heißt 50:50 Verdünnung? Nimm 1 Tropfen eines ätherischen Öls und 1 Tropfen eines Trägeröls (Kokosöl, Mandelöl, Jojobaöl, etc.), und du hast eine 50:50 Verdünnung.

Weitere natürliche Öloptionen zur Schmerzlinderung:

Es gibt natürlich eine ganze Reihe von schmerzlindernden ätherischen Ölen. Wähle nach deinen Vorlieben aus diesen schmerzlindernde Einzelölen aus:

Wintergrün: Das natürliche Cortison, ist vorteilhaft bei Arthritis, Rheuma, Muskelschmerzen. Verwende es 50:50 verdünnt mit einem Trägeröl.

Ingwer lindert Schmerzen im Verdauungstrakt, ist ein Verdauungstonikum und wirkt krampflösend.

Jasmin und Koriander: Diese beiden Öle eignen sich hervorragend für Menstruationsschmerzen. 1 Tropfen Jasminöl unverdünnt, und 1 Tropfen Korianderöl 50:50 verdünnt auf den Bauch auftragen und gründlich einreiben.

Geranie: Lieblich duftend, wirkt dieses Öl bei Hautproblemen, ist krampflösend, entzündungshemmend und adstringierend. Du kannst es 50:50 verdünnt anwenden.

Gewürznelke ist bekannt für ihre schmerzstillende Wirkung, insbesondere bei Zahnschmerzen.

Es ist bekannt, dass chronische Schmerzen und Entzündungen negative epigenetische Veränderungen beeinflussen können. Unser Ziel ist es daher, durch die Verringerung von Stress und die Förderung eines entspannten Zustands die epigenetische Expression von Genen, die mit belastenden Entzündungen und

Schmerzempfinden in Verbindung stehen, positiv zu beeinflussen. Dies kann langfristig zur Prävention von Schmerzen, darunter auch Spannungskopfschmerzen beitragen.

Haben wir Schmerzen, ist unser ganzes Sinnen und Trachten auf dem unangenehmen Schmerz konzentriert. Worauf wir unsere Aufmerksamkeit legen, davon bekommen wir mehr.

Ein spiritueller Zugang zu Schmerzen ist daher, mit heiterer Gelassenheit der Heilung entgegenzusehen.

Aktiviere deine DNA: Der Aroma-Schlüssel

In der Tiefe des menschlichen Körpers, wo Gesundheit und Krankheit, Glück und Misserfolg im Keim in den Genen angelegt sind, liegt ein Geheimnis seit Jahrmillionen verborgen, das gerade erst entdeckt und gelüftet wird. Es ist der Bereich der Biologie, der Epigenetik genannt wird, der die Art und Weise revolutioniert, wie die Wissenschaft heute über Gesundheit und Krankheit nachdenkt. Diese neue Erkenntnis der Medizin, die in Wirklichkeit so alt wie die Menschheit selbst ist, beflügelt zwar die kühnsten Denker unserer Zeit, lässt aber den Weisen schmunzeln.

Hat denn die Medizin wirklich vergessen, dass der Mensch nicht sein Körper, seine Emotionen oder seine Gedanken ist, sondern Seele, ein Funke Gottes, der all diese Hilfsmittel benutzt, um in dieser Welt zu leben? Von der „Medizin" wurde die Biologie des Menschen in Mikrobestandteile zerlegt und der Arzt sieht ausschließlich sein Hauptfach. Das Auge weiß vom Ohr nichts mehr und das Herz wird getrennt vom ganzen Menschen gesehen. Bei einem solchen Weltbild ist es klar, dass die Gelehrten unserer Tage begeistert von einer "Revolution in der

Medizin" sprechen, wenn sie einen Blick in die neue Wissenschaft der Epigenetik werfen. Sie sprechen von einer "Personalisierten Medizin", die in der uralten Heilkunst der Menschheit eine Selbstverständlichkeit war.

Ätherische Öle sind seit Jahrtausenden in der Heilung unserer Leiden und Krankheiten, sowohl auf körperlicher wie auch auf emotionaler Ebene, im Einsatz. Sie waren die Urmedizin der Menschheit. Noch lange bevor Cremen und Säfte oder gar Pillen verwendet wurden, war das heilige Salböl „das" Mittel, das zur Heilung genutzt wurde. Die Öle wurden unter Gebeten (mit Intention) geräuchert und mit der gewünschten Heilungsabsicht mit Zeige- und Mittelfinger – der Heilergeste – auf die Schmerzstelle aufgetragen – zum Zweck der Heilung.

Epigenetik und Medizin: Neue Horizonte der Forschung

"Die Epigenetik ist die neue Grenze der Medizin", sagte Dr. Eric Nestler, Direktor des *Friedman Brain Institute* am *Mount Sinai Medical Center* in New York City. Die Epigenetik ist eine aufregende und sich schnell entwickelnde Wissenschaft geworden, die das Verständnis der Mediziner von Gesundheit und Krankheit verändert. Denn sie sehen, wie sich epigenetische Muster vor ihren Augen verändern und transformieren. Sie werden in Zukunft für ihre Patienten eine personalisierte Medizin entwerfen, die durch die Anwendung von Erkenntnissen aus der Epigenetik die Heilerfolge revolutionieren werden. So werden Ärzte und Wissenschaftler individuelle Therapieoptionen entwickeln, die auf die spezifischen genetischen Muster eines Individuums abgestimmt sind.

Die Epigenetik untersucht, wie Umweltfaktoren wie Ernährung, Stress und Umweltgifte sowie unsere Lifestyle-Entscheidungen unsere Gene beeinflussen können. Sie zeigt uns, dass unsere Gene nicht unser Schicksal sind. Mit anderen Worten: Nur weil du vielleicht ein Gen für eine bestimmte Krankheit hast, bedeutet das noch lange nicht, dass du diese Krankheit auch bekommen wirst.

Therapiewege: Selbstgesteuerte Veränderung durch Epigenetik

Entdecke, wie du gezielt Gesundheitsstressoren mit individuell angepassten Methoden und Therapieansätzen transformieren kannst. Durch die Anwendung epigenetischer Prinzipien hast du die Möglichkeit, aktiv zu deinem Wohlbefinden beizutragen.

Hier ist ein kompakter Leitfaden, der dir den Einstieg erleichtert:

1. **Einfachheit zählt:** Halte die gewählte Methode (wie im nächsten Kapitel beschrieben) einfach. Der folgende Leitfaden ist unkompliziert und direkt anwendbar.

2. **Deine Wahl, dein Weg:** Orientiere dich bei der Auswahl ätherischer Öle an deinen persönlichen Vorlieben.

3. **Geduld führt zum Ziel:** Gib dir und der Methode Zeit, Wirkung zu zeigen. Der Prozess und seine Dauer sind so individuell wie du selbst.

Mit diesen Grundprinzipien legst du den Grundstein für eine effektive und persönlich zugeschnittene epigenetische Selbstfürsorge.

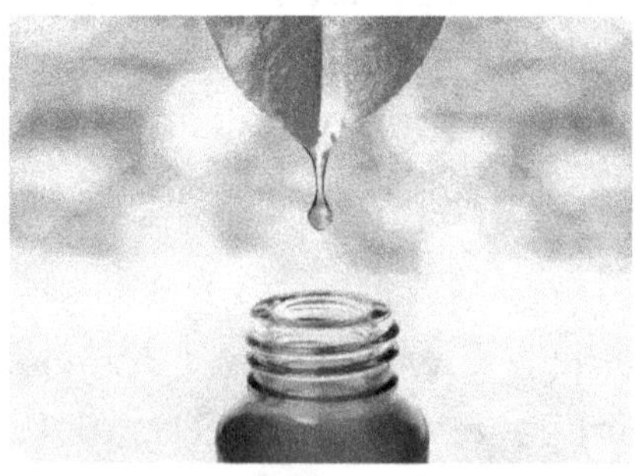

Kapitel 6:

Personalisierte Medizin: Duftende DNA Codes

Die folgenden speziellen Methoden oder Therapiepläne bieten eine maßgeschneiderte Schritt-für-Schritt Anleitung, wie du ätherische Öle, diese duftenden Codes im Genom, und andere wichtige Umweltfaktoren zur epigenetischen Veränderung erfolgreich einsetzen kannst.

Die "DNA-Aktivierungs-Therapie"

Genetisches Potenzial entfalten: Der Schlüssel der Aromatherapie

Die "DNA-Aktivierungs-Therapie" mit ätherischen Ölen ist eine innovative Methode, um deine gesundheitsfördernden Gene zu aktivieren und somit deine Gesundheit auf natürliche Weise zu unterstützen. Hier ist ein strukturiertes Programm für die Anwendung dieser Therapie:

1. Fundamente entdecken: Die Grundlagen der Methode

Erinnere dich an die Grundprinzipien der Epigenetik: Mache dir bewusst, wie deine Umwelt, dein Verhalten und dein Lebensstil deine Genexpression unwiderruflich beeinflussen.

Erweitere dein Grundwissen über ätherische Öle: Mache dich mit den verschiedenen ätherischen Ölen und ihren spezifischen Wirkungen vertraut.

2. Gesundheit im Blick: Persönliche Zustandsbewertung

Identifiziere deine Gesundheitsziele: Bestimme, welche Aspekte deiner Gesundheit du verbessern möchtest (z.B. Stressreduktion, Stärkung des Immunsystems).

Konsultation mit einem Fachexperten: Ziehe einen Aromatherapeuten oder einen in der epigenetischen Beratung erfahrenen Mediziner zu Rate, wenn du Hilfe brauchst.

3. Duftwelten wählen: Die richtigen Öle finden

Gezielte Ölauswahl: Wähle ätherische Öle aus, die für deine gesundheitlichen Ziele angeraten sind.

Individualisierte Mischungen: Erstelle individuell abgestimmte Ölmischungen oder besorge dir fertige Ölmischungen, die es bereits zu kaufen gibt, die auf deine spezifischen Bedürfnisse zugeschnitten sind.

4. Vom Plan zur Praxis: Anwendungsstrategien

Erstellung eines Anwendungsplans: Entwickle einen täglichen oder wöchentlichen Plan für die Anwendung der ätherischen Öle.

Diverse Anwendungsmethoden: Nutze verschiedene Methoden wie Inhalation und Diffusion sowie äußerliche Anwendung, um die Öle in deinen Alltag zu integrieren.

5. Auf Kurs bleiben: Überwachung und Feinabstimmung

Beobachte Veränderungen: Halte fest, wie dein Körper und dein Wohlbefinden auf die Therapie reagieren.

Anpassung der Therapie: Passe die Auswahl der Öle und die Anwendungsmethoden bei Bedarf an, um optimale Ergebnisse zu erzielen.

6. Aromatherapie im Alltag: Nahtlose Integration

Lebensstil-Anpassungen: Ergänze die DNA-Aktivierungs-Therapie durch gesunde Lebensstiländerungen, die ebenfalls die Genexpression positiv beeinflussen werden.

Langfristige Anwendung: Mache die Anwendung der ätherischen Öle zu einem festen Bestandteil deines täglichen Lebens, um dauerhafte gesundheitliche Vorteile zu genießen.

7. Tiefere Einblicke: Fortbildung in der Aromatherapie

Weiterbildung: Vertiefe dein Wissen über Epigenetik und ätherische Öle durch kontinuierliche Weiterbildung.

Erfahrungsaustausch: Tausche dich mit anderen Anwendern aus, um neue Einsichten und Anwendungsmöglichkeiten zu entdecken.

8. Zukunft Gesundheit: Wege zum Erfolg

Bewerte deine Fortschritte: Nimm dir regelmäßig Zeit, um deine Fortschritte zu bewerten und deine Ziele anzupassen und gegebenenfalls neu auszurichten.

Dieses Programm bietet dir einen umfassenden Ansatz, um die Kraft der ätherischen Öle zu nutzen und deine Gene in einer Weise zu aktivieren, die deine Gesundheit und dein Wohlbefinden fördert.

Immunstärkung:
Der epigenetische Schutzschild

**Das "Epigenetische-Immunstärkungs-Programm":
Maßgeschneiderte Abwehrkraft**

1. **Nach dem Aufwachen trinke ein großes Glas Wasser.** Warmes Wasser ist bevorzugt. Es reinigt dich.

2. **Beginne den Tag mit einer Fußmassage:** Reibe je 10 Tropfen Zitronen- oder Pfefferminzöl, oder eines der immunstärkenden ätherischen Öle, auf die Fußsohlen.

3. **Die morgendliche Badezimmer-Routine:** Verwende ausschließlich giftstofffreie Seifen, Shampoos, Deos, Gesichtscremen und Kosmetika.

4. **Kleide dich für (epigenetischen) Erfolg:** Kunstfasern auf deinem Körper sowie Wäsche, die mit synthetischen Waschmitteln gewaschen wurden, dringen in den Blutkreislauf ein und machen krank. Trage natürliche Fasern und Kleidung, die mit Biowaschmitteln gewaschen wurden.

5. **Schalte den Aroma-Diffuser ein** während du das Frühstück zubereitest. Baue dein Immunsystem mit immunstärkenden Düften auf, die dich den Tag über begleiten und beschützen werden.

6. **Iss dich gesund:** Das Frühstück setzt den Auftakt für den ganzen Tag. Halte inne und überlege, ob das gewohnte Frühstück – oftmals Brötchen und Kaffee – wirklich deinen Zellen Kraft und Stärke verleihen, um dich den ganzen Tag über zu schützen. Sprich mit einem Ernährungsberater oder suche nach Rezepten für einen

Power-Shake und füge alle wichtigen Vitamine, Mineralien, Aminosäuren und Omega-3-Fettsäuren hinzu. Wünscht du ein warmes Frühstück, koche einen Dinkelbrei, den du in den Shake integrieren kannst, um ihn cremig und dickflüssiger zu machen, damit du das Gefühle eines „warmen" Frühstücks hast.

7. **Die Brotzeit für unterwegs:** Packe Obst und Gemüse-Sticks für die Arbeitspausen ein.

8. **Vergiss nicht den Wasserlosen Handreiniger einzupacken.** Unterwegs, in der Arbeit, im Büro, beim Einkaufen berühren wir unbewusst Pathogene, die unbemerkt ins Gesicht, in Nase oder Mund gelangen und ihre Reise in unseren Körper antreten. Nach öffentlichen Begegnungen mit Menschen oder Geräten, reinige deine Hände zwischendurch mit dem duftenden, keimtötenden Bio-Handreiniger.

9. **Erholung nach der Arbeit:** Beim Heimkommen schalte wieder für eine Zeit den Aroma-Diffuser an. Er bringt dich mit seinem lieblichen Duft nicht nur auf andere Gedanken und lässt Stress und Ärgernisse des Tages schnell vergessen. Er tötet auch still und unbemerkt die pathogenen Keime ab, die du von deinem Tag mit nach Hause gebracht hast. Kannst du nicht in die frische Luft gehen, hole dir die Natur im Diffuser nach Hause. Du kannst die Düfte wählen, die dich glücklich machen.

10. **Ein leichtes Abendessen in geselliger Runde:** Tue deinen Zellen etwas Gutes. Ernähre dich gesund. Bio-Obst und Gemüse sollte auf deinem Tisch nicht fehlen.

11. **Die Abendliche Fußmassage:** Abends vor dem Schlafengehen bringe wiederum immunstärkende ätherische

Öle in deinen Körper, um das Immunsystem zu unterstützen, das auch nachts und rund um die Uhr für dich arbeitet.

12. **Stille und Reflexion:** Wenn der Tag zur Neige geht, halte inne und sei dankbar für die Geschenke des Tages, die du erhalten hast. Lausche dem schönsten Gebet, dem *Ton der Seele*. Lade dir zur Unterstützung die App *„HU – Experience the God Sound"* auf dein Handy herunter. Deine Träume werden vom goldenen Faden der Liebe gewoben sein.

Dieser 12-Schritte-Plan zum "Epigenetischen-Immunstärkungs-Programm" wird sichtbare Erfolge zeitigen, wenn du einige Zeit treu an deinem Ziel eines gesunden Immunsystems dranbleibst. Mit Erstaunen wirst du feststellen, dass diese ungewohnten Praktiken, besonders das neuartige Frühstück, dir immer lieber wird und du es nach einer Zeit gar nicht mehr missen willst.

Dein Körper gewöhnt sich an das neue Regime. Die Verdauung wird regelmäßig. Du wirst nicht mehr so anfällig gegen Erkältungen wie früher sein. Kräfte kommen zurück, die du nicht mehr erwartet hättest und mit Erstaunen bemerkst du, dass du mit einem Liedchen auf den Lippen durch eine unangenehme Situation in der Arbeit gehst, bei der du dich früher gestresst und aufgeregt hättest.

Willkommen in der Welt der Epigenetik! Ein neuer Lebensabschnitt bricht an, wo ätherische Öle dich durch das Leben begleiten und dich vor Angriffen auf das Immunsystem (und vieles mehr) schützen!

Emotionaler Ausgleich:
Wohlgerüche, die das Gemüt beruhigen

**Das „Emotionale Epigenetik-Wohlfühlprogramm":
Ätherische Öle als Schlüssel zu Glück und Wohlbefinden**

Dieses revolutionäre Programm nutzt die transformative Kraft ätherischer Öle, um epigenetische Pfade zu einer verbesserten emotionalen Gesundheit zu erschließen. Entdecke, wie Duft-Essenzen gezielt eingesetzt werden können, um Stimmung und Glücksgefühle positiv zu beeinflussen.

Programmübersicht:

Das **Emotionale Epigenetik-Wohlfühlprogramm** präsentiert einen umfassenden Weg zur Förderung des emotionalen Gleichgewichts. Es verbindet die Kraft ätherischer Öle mit fortschrittlichen Einblicken in die Epigenetik, um gezielt auf die Genaktivität einzuwirken und so das Wohlbefinden nachhaltig zu verbessern.

**Schritt 1: Genetische Landschaften:
Wie Düfte die DNA formen**

Beginne mit einem grundlegenden Verständnis darüber, wie deine Umwelt, Aktivitäten und Stimmungen die Genexpression beeinflussen können. Erkenne die Macht der natürlichen Düfte, um positive epigenetische Veränderungen zu bewirken.

**Schritt 2: Duftende Auswahl:
Die besten ätherischen Öle für dich**

Für das Programm verwenden wir eine Mischung aus ätherischen Ölen, die bekannt für ihre stimmungsaufhellende Wirkung ist:

Weihrauchöl: Ein beruhigendes Öl, das die geistige Klarheit fördert.

Bergamottenöl: Ein erfrischendes Zitrusöl, das Stress abbaut und die Stimmung hebt.

Zitronenöl: Ein belebendes und stimmungsaufhellendes Öl, das Energie und Klarheit fördert.

Schritt 3: Rituale des Wohlbefindens: Tägliche Öl-Anwendungen

Morgendliches Ritual: Beginne den Tag mit einem Diffuser-Mix aus Weihrauch-, Bergamotten- und Zitronenöl, um eine positive Grundstimmung zu setzen.

Auffrischung zu Mittag: Nutze einen Roll-On mit der gleichen Ölmischung, um dein Gemüt auch zwischendurch oder unterwegs anzuheben.

Abendliche Entspannung: Ein Bad mit Epsom-Salz und einigen Tropfen der ätherischen Ölmischung wird dir helfen, Stress abzubauen, in die Ruhe zu kommen und dich auf eine gute Nacht vorzubereiten.

Schritt 4: Maßgeschneidert für dich: Anpassung deiner Öl-Routine

Experimentiere mit den Mengenverhältnissen der Öle, um deine perfekte Mischung zu finden, die deiner Stimmung und deinen Vorlieben entspricht.

Experimentiere mit weiteren ätherischen Ölen und Anwendungsmöglichkeiten, die dich bei deiner epigenetischen Arbeit unterstützen und dich deinem gesetzten Ziel näherkommen lassen. Jeder Mensch ist anders. Finde dein Ritual.

Schritt 5: Dauerhaftes Wohlgefühl: Ätherische Öle im Alltag verankern

Integriere diese Aromatherapie-Rituale dauerhaft in deinen Alltag, um eine kontinuierliche Verbesserung deines emotionalen Wohlbefindens zu fördern.

Jeder dieser Schritte führt dich durch den Prozess, wie du ätherische Öle und die Prinzipien der Epigenetik nutzen kannst, um dein emotionales Gleichgewicht zu verbessern und ein tiefgreifendes Gefühl des Wohlbefindens zu erreichen.

Harmonie im Tropfen: Roll-On Mischung für dein Epigenetik-Wohlfühlprogramm:

- 4 Tropfen Weihrauchöl
- 4 Tropfen Bergamottenöl
- 4 Tropfen Zitronenöl
- Fraktioniertes Kokosöl als Basis
- 10 ml Roll-On-Fläschchen

Mische die ätherischen Öle in einem Roll-On Fläschchen und fülle es mit fraktioniertem Kokosöl auf. Vor dem Auftragen gut schütteln.

Zusammenfassung:

Das **Emotionale Epigenetik-Wohlfühlprogramm** nutzt die transformative Kraft ätherischer Öle, um auf natürliche Weise eine positive Veränderung deiner Stimmung und deines emotionalen Zustandes zu bewirken, unterstützt durch die Leitlinien der Epigenetik.

Das "Schlaf-DNA-Optimierungsprogramm"

Schlafe dich gesund: Epigenetik und Aromatherapie für tiefen Schlummer

Zielsetzung:

Unser Hauptanliegen ist es, deine Schlafqualität signifikant zu verbessern und gleichzeitig die DNA-Reparatur zu fördern sowie die DNA-Optimierung zu unterstützen. Wir nutzen die regenerative Kraft des Schlafs in perfekter Symbiose mit der therapeutischen Wirkung ätherischer Öle, um dein Wohlbefinden auf der tiefsten, genetischen Ebene zu fördern und zu erhalten.

Eine Schritt-für-Schritt-Anleitung:

Schritt 1: Epigenetik des Schlafs erkunden

Bedenke, wie guter Schlaf auf zellulärer Ebene zur DNA-Reparatur beiträgt und wie epigenetische Veränderungen durch Umwelteinflüsse, einschließlich aromatischer Düfte, beeinflusst werden.

Schritt 2: Ätherische Öle für das Schlafprogramm auswählen

Lavendelöl für Entspannung und Stressabbau.

Majoranöl fördert die Entspannung der Muskeln und unterstützt einen tiefen Schlaf.

Kamillenöl wirkt beruhigend auf das Nervensystem und fördert die Schlafqualität.

Schritt 3: Abendritual zur Vorbereitung auf den Schlaf etablieren

Richte dir eine entspannende Abendroutine ein. Schalte alle elektronischen Geräte mindestens eine Stunde vor dem Schlafengehen ab.

Richte dir ein Schlafzimmer ein, das förderlich für Ruhe ist: Dunkel, kühl und ruhig.

Schritt 4: Ätherischen Öle anwenden

Verwende einen Aroma-Diffuser im Schlafzimmer, um eine beruhigende Atmosphäre zu schaffen. Gib je 2-3 Tropfen der ausgewählten ätherischen Öle in den Diffuser.

Nimm ein entspannendes Bad und gib einige Tropfen der ätherischen Öle zusammen mit Epsom-Salz ins Badewasser.

Schritt 5: Fußmassage: Ätherische Öle für tiefen Schlaf

Mische die ätherischen Öle mit einem Trägeröl (z.B. Kokosöl) und massiere diese Mischung sanft in die Fußsohlen, auf die Handgelenke oder hinter die Ohren. Dies fördert die direkte Aufnahme der Öle und unterstützt den Entspannungsprozess.

Schritt 6: Schlafumgebung optimieren

Stelle sicher, dass dein Schlafzimmer eine Oase der Ruhe ist. Verwende die aromatherapeutischen Düfte, um eine beruhigende Umgebung zu schaffen, und achte auf eine bequeme Matratze und Kissen.

Schritt 7: Meditation und Kontemplation

Bevor du dich zur Ruhe legst, sammle dich und richte deinen Blick himmelwärts. Dankbarkeit ist ein besonderer Weg in die Ruhe und die Liebe zu kommen.

Lausche dem *Ton der Seele*. Lade dir die App vom App-Store herunter: *HU – Experience the God Sound*. Die Verbindung mit dem Göttlichen wird dich in einen ruhigen Schlaf wiegen und deine Träume beflügeln.

Schritt 8: Überwachung und Anpassung

Notiere deine Schlafqualität und eventuelle Veränderungen in deinem Wohlbefinden, um die Effektivität der ätherischen Öle zu bewerten und Anpassungen vorzunehmen, wenn nötig. Ätherische Öle arbeiten stetig und still. Gib ihnen Zeit, um die gewünschte Transformation zu bewirken.

Zusammenfassung:

Das "Schlaf-DNA-Optimierungsprogramm" nutzt die natürliche Kraft ätherischer Öle in Kombination mit epigenetischen Prinzipien, um die Schlafqualität zu verbessern und die nächtliche Regeneration und DNA-Reparatur zu unterstützen. Dieser ganzheitliche Ansatz bietet dir die Werkzeuge, um dein Wohlbefinden auf natürliche Weise zu optimieren und zu einem ausgeglichenen, erfüllten Leben beizutragen.

Bei Schlafproblemen findest du Informationen und Anleitungen in meinem Buch *Schlafstörungen – Besser schlafen und erholt aufwachen mit Duftmedizin*.

„Detox: Die 7-Tage Aroma-Kur" für Körper und Geist

**Reinige deinen Körper von innen:
Entgifte mit der Kraft der Aromen**

Mit diesem siebentägigen Programm nutzt du die Kraft ätherischer Öle in Kombination mit einer Ernährungsumstellung, um deinen Körper effektiv von Toxinen zu befreien und gleichzeitig gesunde Zellen zu fördern. Hier ist dein Aktionsplan:

Tag 1-3: Anfangsphase: Auf den Detox einstimmen

Ernährungsumstellung: Beginne mit einer leichten, überwiegend pflanzlichen Ernährung. Vermeide verarbeitete Lebensmittel, Zucker und schwere Mahlzeiten. Fokussiere dich auf frisches Gemüse, Früchte und genügend Flüssigkeitsaufnahme.

Tägliche Anwendung ätherischer Öle: Starte und beende deinen Tag mit einer Fußmassage mit entgiftenden Ölen wie Zitrone und Pfefferminze. Verwende je 5-10 Tropfen für die Fußmassage. (Ein Trägeröl ist auf den Fußsohlen optional.)

Tag 4-5: Tiefenreinigung: Entgiftung intensivieren

Steigerung der Flüssigkeitsaufnahme: Trinke täglich mindestens 2-3 Liter Wasser, um die Ausscheidung von Toxinen zu unterstützen. Füge deinem Wasser einen Tropfen Zitronen- oder Grapefruitöl hinzu. Warmes Wasser lässt sich leichter trinken.

Ein bewährtes Rezept: Trinke bis 14:00 Wasser mit 1 Tropfen Zitronenöl zur Entgiftung. Ab 14:00 Uhr trinke Wasser mit 1 Tropfen Pfefferminzöl zum Abtransport der Gifte.

Diffusion ätherischer Öle: Nutze einen Aroma-Diffuser mit reinigenden Ölen wie Teebaum oder Eukalyptus, um die Luft zu reinigen und das Atmungssystem zu unterstützen.

Tag 6-7: Neubeginn: Regenerieren und erneuern

Ernährungsanpassung: Integriere mehr antioxidative Lebensmittel in deine Ernährung, um den Körper bei der Regeneration zu unterstützen. Beeren, Nüsse und grünes Blattgemüse sind ideal.

Äußerliche Anwendung ätherischer Öle: Verwende Lavendel- und Kamillenöl in einem warmen Bad am Abend, um Entspannung zu fördern und die Haut zu regenerieren. Füge dem Badewasser 5-10 Tropfen in einem Emulgator (Milch, Sahne, Salz, etc.) hinzu.

Detox Alltag: Reinigende Routinen für jeden Tag

Morgendliche Aromatherapie: Starte den Tag mit einem Diffuser mit aufmunternden Ölen wie Grapefruit oder Orange, um Energie und Wohlbefinden zu steigern.

Abendliche Entspannung: Vor dem Schlafengehen, nutze entspannende Öle wie Lavendel oder römische Kamille, um eine ruhige Nacht und tiefen Schlaf zu fördern.

Bewegung: Integriere leichte Übungen oder Yoga in deinen Tagesablauf, um die Durchblutung und Entgiftung zu unterstützen. Eine einfache Übung ist das Trampolinspringen.

Bedenke: „Stehendes Wasser fault."

Zusatzempfehlungen: Berücksichtige ergänzende Entspannungstechniken wie Meditation oder tiefe Atemübungen, um Stress zu reduzieren und die Entgiftung auf emotionaler Ebene zu unterstützen.

Beobachte deinen Körper und deine Reaktionen genau. Jede Form der Entgiftung kann anfangs zu Müdigkeit oder Unwohlsein führen, was normalerweise ein gutes Zeichen für die beginnende Reinigung ist. Hab dein Pfefferminzöl zur Hand.

Mit diesem strukturierten Ansatz unterstützt du deinen Körper effektiv dabei, sich von innen heraus zu reinigen und zu erneuern, indem du die Prinzipien der Epigenetik und die Heilkraft ätherischer Öle nutzt.

Der Zunderschwamm für die Entgiftung:

Um die Entgiftung zu unterstützen empfiehlt sich der in der Volksmedizin seit Jahrhunderten bekannte Zunderschwamm, der sich in zahlreichen wissenschaftlichen Untersuchungen als wahres „Entgiftungsmittel" erwiesen hat indem er

- „Die Immunabwehr sowie den Blutzucker- und Cholesterinspiegel positiv beeinflusst;
- Antibakterielle, fungizide, schmerzlindernde und entzündungshemmende Wirkung hat;
- Infektionen in Magen und Darm abmildert;
- Anti-Krebs-Aktivität zeigt;
- Sowie Schwermetalle, Radionuklide und freie Radikale bindet."

(Quelle: *Effektiv entgiften – Mehr Energie - Mehr Vitalität - Mehr Lebensqualität*, Dr. Marcus Hölzl)[2]

---

[2] Zunderschwamm: https://www.secretsofnature.org/nahrung/darmgesundheit

Die „Panik-Stopper Methode":
Sofortige Beruhigung

Duftende Ruhe im Fläschchen:
Aromatherapie für den Seelenfrieden

Mit der "Panik-Stopper-Methode" kannst du in nur vier Wochen deine Panikattacken überwinden. Durch eine gezielte Anwendung bestimmter ätherischer Öle wird dein Nervensystem beruhigt und neu programmiert, was dazu beiträgt, zukünftige Attacken zu verhindern. Hier ist ein schrittweiser Aktionsplan:

Woche 1-4: Tägliche Aromatherapie-Routine

Ziel: Dein Nervensystem zu beruhigen und epigenetisch neu zu programmieren, um zukünftige Panikattacken zu verhindern.

Ätherische Öle: Balsamtanne, Bergamotte, Kamille, Lavendel, Majoran, Melisse, Muskatellersalbei, Myrrhe, Rose, Thymian, Weihrauch, Wintergrün, Ylang Ylang.

Allgemeine Anleitung und Schritte zur Überwindung von Angst und Panikattacken:

Tägliches Einatmen: Beginne und beende jeden Tag mit einer tiefen Inhalation eines oder mehrerer der oben genannten ätherischen Öle.

Nutze einen Aroma-Diffuser, um die Öle auch tagsüber in deinem Wohnraum zu vernebeln oder atme die Düfte ab und zu, aber besonders wenn die Angst aufkommt, direkt aus dem Fläschchen tief ein. Dein Ölfläschchen ist dein Schutzschild.

All dies hilft, dein Nervensystem zu beruhigen und Stress abzubauen.

Äußerliche Anwendung: Reibe täglich eine Mischung aus zwei oder drei ätherischen Ölen auf deinen Herzbereich, um emotionale Balance herzustellen und das Gefühl von Panik oder Angst zu reduzieren. Verdünne die ätherischen Öle vor dem Auftragen mit einem Trägeröl (wie Jojoba- oder Kokosöl), um Hautirritationen zu vermeiden.

Lifestyle-Anpassungen: Integriere sanfte Übungen wie Yoga oder Spaziergänge in der Natur in deine tägliche Routine. Diese Aktivitäten bauen Stress ab und tragen zur Beruhigung deines Nervensystems bei.

Schlafhygiene: Achte auf regelmäßige Schlafzeiten und eine beruhigende Abendroutine, um deinen Schlaf zu verbessern. Ein paar Tropfen Lavendelöl auf dein Kopfkissen oder in deinen Diffuser vor dem Schlafengehen helfen dir, einen tieferen und erholsameren Schlaf zu fördern.

Ernährung: Ergänze deine Ernährung mit nährstoffreichen Lebensmitteln, die das Nervensystem unterstützen, wie dunkelgrünes Blattgemüse, Nüsse, Samen und Vollkornprodukte. Vermeide Stimulanzien wie Koffein und Zucker, die Paniksymptome verschlimmern können.

Tagebuchführung: Führe ein Tagebuch über deine Fortschritte, Gefühle und eventuelle Auslöser von Panikattacken. Dies kann dir dabei helfen, Muster zu erkennen und effektiver auf Stress zu reagieren.

Indem du diese Schritte befolgst und die kraftvollen Eigenschaften ätherischer Öle nutzt, kannst du deinen Körper nach epigenetischen Grundsätzen unterstützen, Panikattacken überwinden und dauerhaft ein Gefühl von Ruhe und Sicherheit in dein Leben integrieren.

Der schrittweisen Therapieplan für die "Panik Stopper"-Methode

Bitte beachte jedoch, dass dies ein allgemeiner Plan ist und es wichtig ist, auch mit einem Fachmann für Aromatherapie oder Epigenetik zusammenzuarbeiten, um deine individuellen Bedürfnisse und Voraussetzungen zu berücksichtigen und die Ziel zu erreichen. Hier ist ein Beispiel für einen Therapieplan:

Woche 1: Fundamente legen und Beruhigung einleiten

Information: Informiere dich über die Auslöser deiner Panikattacken und führe ein Tagebuch, um Muster zu erkennen.

Duftoase: Bereite eine entspannende Umgebung vor, indem du deinen Raum mit beruhigenden ätherischen Ölen wie Lavendel oder Kamille beduftest.

Inhalation: Füge 2-3 Tropfen Lavendelöl zu einer Schüssel mit heißem Wasser hinzu und atme den Dampf für 5-10 Minuten ein. Wiederhole dies zweimal täglich.

Meditation: Um dich permanent von Panikattacken zu befreien, lausche dem *Ton der Seele*. Lade die App auf dein Handy herunter: *HU - Experience the GOD Sound. Wo Liebe wohnt, hat Panik keinen Raum.*

Woche 2: Achtsamkeit kultivieren und emotionale Stabilität fördern

Beginne mit Achtsamkeitsübungen wie Meditation oder Atemtechniken, um Stress abzubauen.

Erstelle eine Mischung aus ätherischen Ölen:

Rezept zur emotionalen Balance:

- 3 Tropfen ätherisches Bergamottenöl
- 2 Tropfen ätherisches Geranienöl
- 1 Tropfen ätherisches Weihrauchöl
- 30 ml Jojobaöl

Vermische die ätherischen Öle sorgfältig mit Jojobaöl. Trage diese harmonisierende Mischung sanft auf Brust und Handgelenke auf, morgens und abends, um dich mit Mut und Dankbarkeit zu erfüllen. Lass dich von der magischen Verbindung zwischen den Düften und deiner DNA inspirieren. Kommuniziere mit den Ölen, teile ihnen deine Wünsche und Hoffnungen mit, und erlebe, wie sie auf epigenetischer Ebene positiv für dich wirken.

Woche 3: Epigenetische Tiefe erkunden und Zitrusfrische hinzufügen

Vertiefe dein Verständnis für Epigenetik, indem du die Wechselwirkungen zwischen deinen Genen und deinem Stresslevel erkundest.

Füge deinem täglichen Inhalationsritual die belebende Kraft des Zitronenöls hinzu. Seine erfrischenden, stimmungsaufhellenden Eigenschaften unterstützen dich auf deinem Weg zu Wohlbefinden und innerer Balance.

Gib einfach 2-3 Tropfen Zitronenöl in eine Schüssel mit heißem Wasser und lass dich während deiner Inhalationssitzungen von dem befreienden Duft umhüllen.

Zitronenöl bringt den strahlenden, warmen Sonnenschein direkt in dein Herz und beflügelt deine Sinne mit Gefühlen von Freude, Mut und Hoffnung.

Woche 4: Entspannung und Achtsamkeit pflegen

Vertiefe deine Achtsamkeitspraxis und integriere regelmäßige Entspannungstechniken wie Yoga oder progressive Muskelentspannung.

Morgens bevor dein Tagewerk beginnt und/oder abends vor dem Schlafengehen verbinde dich mit dem Göttlichen in dir durch Gebet, Meditation oder Kontemplation. Bedenke, dass der göttliche Geist jedes deiner Atome belebt und lass dich vom göttlichen Licht überfluten, das dir Ruhe und Frieden bringt.

Erstelle eine beruhigende Mischung für einen Roll-On.

Roll-On Mischung für Gelassenheit:

- 5 Tropfen ätherisches Lavendelöl
- 3 Tropfen ätherisches Kamillenöl
- 2 Tropfen ätherisches Pfefferminzöl
- 10 ml Traubenkernöl

Mische die ätherischen Öle mit dem Traubenkernöl und trage diese Mischung auf deine Schläfen, Handgelenke und hinter die Ohren auf, wann immer du dich gestresst oder ängstlich fühlst.

Während des gesamten Therapieplans ist es für dich wichtig, eine gesunde Lebensweise aufrechtzuerhalten, ausreichend Schlaf zu bekommen und eine ausgewogene Ernährung zu dir zu nehmen. Reduziere den Konsum von koffeinhaltigen Getränken und vermeide exzessiven Alkohol- oder Nikotinkonsum, da diese Faktoren Panikattacken auslösen können. Mit Ausdauer und Hingabe kannst du deine Panikattacken überwinden und eine positive Veränderung bewirken.

Das Epigenetik-Notfallprogramm:

Wie ätherische Öle akuten Schmerz transformieren

Bei akutem Schmerz jeder Art verfahre auf folgende Art und Weise:

- Trage 10 Minuten lang jede Minute 1 Tropfen ätherisches Öl auf die Schmerzstelle auf.
- Dann trage - für 1 Stunde lang - alle 10 Minuten 1 Tropfen ätherisches Öl auf.
- Danach trage jede Stunde 1 Tropfen ätherisches Öl auf die Schmerzstelle auf.

Die meisten Menschen erleben, dass bereits in den ersten 3-5 Minuten der Schmerz komplett verschwunden ist. (Wenn der Schmerz verschwunden ist, kann das Notfallprogram natürlich abgesetzt werden.)

Was ist das Wunder der raschen Schmerzlinderung mit ätherischen Ölen?

Wir tränken unsere Zellen mit dem ätherischen Öl. Die Methylgruppen programmieren „die Idee auf der DNA" und signalisieren den Genen: „Schmerz aus".

Dieses *„Ätherische Öle Epigenetik-Notfallprogramm"* funktioniert natürlich für alle akuten Fälle.

Dr. David Stewart erzählte einmal, dass sein Sohn, den er vom Flughafen abholte, unter Halsschmerzen klagte. Er gab ihm ein Ölfläschchen in die Hand mit der Notfall-Anweisung und bat ihn, jedes Mal nur einen Hauch des Öls einzunehmen, weil ein ganzer Tropfen zu stark wäre. Ich glaube es war Eukalyptusöl. Zu Hause angekommen, waren die Halsschmerzen komplett verschwunden.

Aber das *„Epigenetik-Notfallprogramm"* funktionieren auch für nicht akute Fälle.

Ein Arzt wollte seine Sehkraft stärken und von der Brille loskommen. Er machte es sich zur Regel, jeden Abend vor dem Zubettgehen eine Ölmischung mit Grapefruitöl, verdünnt mit reinem Pflanzenöl, in weitem Bogen um die Augen zu reiben.

Und siehe da, er konnte seine Brillen tatsächlich ablegen. Natürlich braucht es ein wenig Zeit bis die Regeneration eintritt, aber seine Mühe und sein konsequentes Handeln (das Methylieren seiner Idee auf das Genom) hat sich gelohnt.

Es gibt so viele verschiedene Erfolgsgeschichten mit ätherischen Ölen wie es Öle-Anwender gibt!

Wenn du fragst: „Welches Öl soll ich für dieses oder jenes Problem denn nehmen, sei ganz beruhigt und nimm das ätherische Öle, das du zur Hand hast, denn:

Jedes ätherische Öl ist intelligent und führt deinen guten Wunsch getreu aus.

In Wirklichkeit ist die epigenetische Arbeit mit ätherischen Ölen so einfach wie:

Nimm ein ätherisches Öl eine Zeitlang regelmäßig und mit Intention und beobachte die Reaktion. Schalter ein, Schalter aus. – Licht ein, Licht aus.

Wir können wissentlich und willentlich mit unseren Genen ein virtuoses Konzert spielen und unsere Glücks-Gene tanzen lassen!

Kapitel 7:

Angst und Panikattacken: Lebensstil und Epigenetik

Von der Theorie zur Praxis:
Ein harmonisches Leben verwirklichen

Überschattet von Angst und Panik:
Die Reise der Menschheit

Es scheint, als würden die Lebewesen seit Anbeginn der Zeit von Schrecken der Angst begleitet sein. Die ersten Menschen lebten in Bäumen und wagten keinen Schritt auf den Boden, wo wilde, reißende Tiere auf Beute lauerten. Im Kampf um das Überleben hatten wir so manche Schrecksekunde erlebt, sind durch bedrohliche Dunkelheit, stürmische Feuersbrünste und Flutkatastrophen gegangen.

In jedem Menschenleben wiederholt sich das Schauspiel der Angst. Schon die Geburt ist überschattet von Ungewissheit und Angst. Das Neugeborene wird plötzlich in eine kalte, grelle Welt geworfen, fern der Sicherheit der schützenden Gebärmutter. Mit einem Schrei kommt das Kind zur Welt, um nach Luft zu schnappen.

Die schaurigen Schattengespenster huschen über die nächtliche Zimmerdecke und lassen das Kind gelähmt vor Angst erschauern.

Beim Gedanken an den dunklen Keller lässt so manchem das Blut in den Adern stocken.

„Warum habe ich Angst vor dem finsteren Keller? Welche Erinnerungen aus längst vergangenen und vergessenen Tagen lasten auf meinem Herzen?", fragst du vielleicht.

"Die Hunnen kommen", schreit es blitzschnell durch unser Gehirn. Die Hunnen? War das nicht das Schreckensszenario vor
Hunderten von Jahren? Kann es sein, dass du damals dabei
war und der Schreck und die Angst immer noch dein Herz mit
eisernem Griff umklammern?

Und so gehen wir durch das Leben von der Wiege bis zum
Grab, begleitet von Angstszenarien, Krieg, Hungersnot, Krankheit und selbst im Tod erstarren wir vor Angst wegen der Unsicherheit und Ungewissheit, was uns beim Abschied von diesem
Leben erwartet.

Für manche Menschen scheint sich durch das ganze Leben ein
roter Faden der Angst zu ziehen, der von Leben über Leben mit
Angst gesponnen ist und sich zu jeder beliebigen Zeit in Unsicherheit, Schrecken und Panikattacken verstricken kann.

Kann es sein, dass wir, Seele, durch all die Äonen in Angst gegangen sind, stets auf der Suche nach Freiheit?

**Es gibt nur ein einziges Antidot gegen Angst
und das ist Liebe.**

Wo finden wir Liebe, so stark, dass sie unsere größten Ängste
stillen und uns wahren Frieden, Sicherheit und Zuversicht
schenken könnte?

Lausche dem Ton Gottes, der zu jedem Augenblick das Men-
schenherz schützend umhüllt und beruhigen kann. Dieser heilige Ton der Liebe geht durch alle Himmel, Ebenen, Universen
und Welten, zu allen Geschöpfen.

Es ist die göttliche Liebe, die unsere Ängste besänftigen und unserem Herzen Frieden schenken kann (wenn wir nur darauf achten würden). Solange wir nichts von dieser immer gegenwärtigen Liebe Gottes in unserem Leben wissen, werden wir nach Frieden, Ruhe und einer Schulter suchen, an die wir uns in unserer Unsicherheit anlehnen können.

Lass uns von der weitreichenden Historie und den tiefen emotionalen Ebenen der Angst zu praktischen Lösungen übergehen. Es ist Zeit, den Blick nach vorne zu richten und konkrete Schritte zu unternehmen, die uns helfen, Angst und Panik nicht nur zu begegnen, sondern sie aktiv zu bewältigen.

Die folgenden 10 Lebensgewohnheiten zur Bewältigung von Angst und Panik werden es dir nicht nur ermöglichen, mit Angstzuständen umzugehen, sondern auch ein Fundament für dauerhaftes Wohlbefinden und innere Stärke zu schaffen. Erkunden wir hilfreiche Gewohnheiten, die wir in unser tägliches Leben integrieren können, um der Angst die Stirn zu bieten und die Liebe als unser stärkstes Antidot voll zu umarmen.

10 Lebensgewohnheiten zur Bewältigung von Angst und Panik

Lebensgewohnheit #1: Die Kraft der Mini-Meilensteine nutzen (Kleine Erfolge feiern)

Jeder einzelne Schritt nach vorne ist ein Sieg. Egal wie klein oder unbedeutend es scheinen mag, es ist ein Zeichen von Fortschritt. Es zeigt, ob du dich vorwärts oder rückwärts bewegst. *Nichts steht still.* Also feiere jeden kleinen Erfolg! Dies wird deine Motivation steigern und dich ermutigen weiterzumachen.

Lebensgewohnheit #2: Die Kunst des Feedbacksuchens (Wachstum durch Verständnis)

Beim Feedback geht es nicht um Kritik oder Lob, sondern um Wachstum. Es hilft uns, unsere blinden Flecken zu verstehen, unsere Stärken und Bereiche, in denen wir uns verbessern können. Mach es zur Gewohnheit, regelmäßig Feedback von Menschen einzuholen, denen du vertraust und die du respektierst. Sich mit Freunden, Familie oder Selbsthilfegruppen auszutauschen, bietet emotionale Unterstützung und kann das Gefühl der Isolation verringern.

Lebensgewohnheit #3: Die Fokus-Formel (Ablenkungen begrenzen)

In einem Zeitalter ständiger digitaler Ablenkungen ist die Fähigkeit sich zu konzentrieren eine seltene Ware geworden. Mach es dir zur Gewohnheit, Ablenkungen zu begrenzen, wenn du an wichtigen Aufgaben arbeitest. Das könnte bedeuten Benachrichtigungen auf deinem Handy auszuschalten oder Apps zu verwenden, die ablenkende Websites blockieren.

Lebensgewohnheit #4: Grenzen setzen

Grenzen zu setzen ist essentiell für die Balance in deinem Leben. Es ist okay, nein zu sagen, wenn du deine Zeit, Energie und mentale Gesundheit schützen musst. Denke daran, anderen oft nein zu sagen bedeutet, dir selbst ja zu sagen.

Lebensgewohnheit #5: Traue dich, groß zu träumen

Dein Potential ist grenzenlos! Lass dich nicht von Zweifeln oder Ängsten davon abhalten, groß zu träumen und ehrgeizige Ziele für dich selbst zu setzen. Denke daran, jede große Errungenschaft hat einmal als ein Traum begonnen.

Lebensgewohnheit #6: Die Dankbarkeits-Regel

Dankbarkeit ist mehr als nur "Danke" zu sagen. Es geht darum, das Gute in deinem Leben anzuerkennen und alles was zu deinem Glück und Wohlbefinden beiträgt wertzuschätzen. Das Geheimnis der Dankbarkeit in deinem Herzen zu bewahren bringt dich sicher zum Erfolg. Sei dankbar dafür, dass du in diesem Moment glücklich bist.

Lebensgewohnheit #7: Meister der achtsamen Momente

Achtsamkeit bedeutet, sich auf den gegenwärtigen Moment ohne Urteil zu konzentrieren. Techniken wie Meditation, Yoga oder Atemübungen können dabei helfen, den Geist zu beruhigen und die Präsenz im Moment zu fördern. Achtsamkeit kann Stress reduzieren, die Konzentration steigern und das geistige Wohlbefinden verbessern. Bedenke:

Das Geheimnis des Glücklichseins ist - im gegenwärtigen Augenblick zu leben – in der Realität des Hier und Jetzt. Denn nur im gegenwärtigen Augenblick sind wir in direkter Kommunikation mit Gott.

Lebensgewohnheit #8: Die Kraft positiver Affirmationen
Positive Affirmationen sind mächtige Werkzeuge, die dir dabei helfen, dein Mindset zu ändern und dein Selbstwertgefühl zu stärken. Mach es zur Gewohnheit dir jeden Tag positive Affirmationen vorzusagen.

Hier sind einige Affirmationen, die dir helfen können, Angst und Panikattacken zu überwinden:

1. Ich trage das flammende Schwert der Liebe und vertreibe die Dunkelheit.

2. Mit jedem Atemzug lasse ich meine Angst los und atme Liebe ein.

3. Ich bin umgeben von goldenem Licht für Sicherheit und Schutz.

4. Ich konzentriere mich auf das Hier und Jetzt. Ich lebe im gegenwärtigen Augenblick und bin glücklich.

5. Ich bin die Kraft, die jede Herausforderung meistert.

6. Mein Geist ist ruhig und mein Körper entspannt. Ich bin im goldenen Fluss der heilenden Liebe.

7. Meine strahlende positive Energie vertreibt die Dunkelheit.

8. Im Fluss der Liebe geborgen, lasse ich alle Sorgen los und vertraue dem Prozess des Lebens.

9. Ich bin dankbar für diesen Moment der Ruhe.

10. Ich bin der Kapitän meines Schiffes und steuere durch stürmische See sicher ans goldene Ufer.

11. Mit jeder Herausforderung werde ich stärker.

12. Mit jedem Atemzug bin ich umgeben von göttlicher Liebe und Unterstützung, die mir ungeahnte Kräfte verleihen.

13. Ich wähle den Frieden, der in meinen Atomen ruht.

14. Ich bin der Meister meines Lebens und kontrolliere meine Gedanken.

15. Ich bin Liebe. Himmlische Liebe ist unüberwindbar.

16. Von einer goldenen Lichtkugel umgeben, bin ich sicher und geschützt.

17. Wenn die Welten erzittern und alles andere fehlschlägt, trägt mich das *HU* sicher nach Hause.

18. Ich bin von göttlicher Liebe umsorgt und habe zu jederzeit alles, was ich brauche.

19. Ich bin ein Kind der Liebe und in den Armen der Liebe sicher geborgen.

20. Alles im Leben wird durch Liebe besiegt. Ich bin Liebe in Aktion.

Lebensgewohnheit #9: Die Gewohnheit, gesund zu essen

Eine gesunde Ernährung ist entscheidend für eine gute Gesundheit und einen hohen Energielevel. Mach es dir zur Gewohnheit jeden Tag nahrhafte, ausgewogene Mahlzeiten zu essen.

Empfohlene Nahrungsmittel:

Vollkornprodukte und komplexe Kohlenhydrate: Diese Lebensmittel sorgen für eine gleichmäßige Blutzuckerfreisetzung, was zur Stabilisierung der Stimmung und zur Verringerung von Angstzuständen beiträgt.

Omega-3-Fettsäuren: Fisch wie Lachs, Hering und Makrele sowie Leinsamen und Walnüsse sind reich an Omega-3-Fettsäuren[3] für eine positive Stimmung.

---

[3] https://www.secretsofnature.org/nahrung/omega-3/

Magnesiumreiche Lebensmittel: Grünes Blattgemüse, Nüsse, Samen und Vollkornprodukte enthalten Magnesium, das bekanntlich eine entspannende Wirkung auf das Nervensystem habt.

Antioxidantienreiche Lebensmittel: Obst und Gemüse, insbesondere Beeren, Orangen und dunkles Blattgemüse helfen dabei, den Körper gegen den Stress von Angstzuständen zu schützen.

Zu vermeidende Nahrungsmittel:

Koffein und Zucker: Diese können Angstzustände verschlimmern und zu Schwankungen des Blutzuckerspiegels führen, die Stimmungsschwankungen und Angstzustände verursachen können.

Alkohol und Nikotin: Beide Substanzen können anfänglich entspannend wirken, langfristig jedoch Angstzustände verstärken und das Risiko für Panikattacken erhöhen.

Verarbeitete Lebensmittel: Diese können hohe Mengen an Zucker, Fett und künstlichen Zusatzstoffen enthalten, die sich negativ auf die psychische Gesundheit auswirken.

Es ist notwendig, sich an einen ganzheitlichen Ansatz zu halten, der eine ausgewogene Ernährung, regelmäßige Bewegung, die Verbindung zur Natur, positive Selbstgespräche, Hobbys und Interessen, die Freude bereiten, sowie ausreichend Schlaf und Stressmanagement-Techniken umfasst, um Angstzustände und Panikattacken zu bewältigen.

Lebensgewohnheit #10: Das Bewegungs-Elixier

Sport ist nicht nur für die Erhaltung der körperlichen Fitness wichtig. Es geht auch darum deine Stimmung zu verbessern, deine geistige Gesundheit zu fördern und Stress abzubauen. Mach es zur Gewohnheit jede Woche regelmäßig Sport zu betreiben.

Bewegung und körperliche Aktivität spielen eine wesentliche Rolle bei der Bewältigung von Angst und Panikattacken. Sie helfen, die Elektronen in deinen Zellen in einen Erregungszustand zu versetzen, um dich mit Energie zu versorgen. Sie fördern die Beweglichkeit der Lymphe, was für die Entgiftung des Körpers und die Stärkung des Immunsystems unerlässlich ist. Hier sind einige empfohlene Bewegungspraktiken, die bei Angst und Panikattacken besonders hilfreich sein können:

Wandern oder Spazierengehen: Diese einfache und zugängliche Aktivität hilft, die Muskeln sanft zu bewegen und die Lymphe zu aktivieren. Frische Luft und die natürliche Umgebung können zusätzlich beruhigend wirken und dein Herz erfreuen.

Trampolinspringen: Das sanfte Springen auf einem kleinen Trampolin ist eine effektive Methode, um die Lymphzirkulation zu aktivieren und zu fördern. Beginne langsam und schrittweise, um einen Lymphstau und die damit verbundenen Probleme zu vermeiden.

Yoga und Pilates: Diese Praktiken fördern nicht nur die Flexibilität und Stärke des Körpers, sondern helfen auch, den Geist zu beruhigen und Stress abzubauen. Besonders Atemübungen (Pranayama) bei Yoga können bei der Regulierung der Angst sehr nützlich sein.

Kraft- und Ausdauertraining: Regelmäßiges Training kann helfen, die allgemeine Fitness zu verbessern und Stresshormone zu reduzieren. Es fördert auch eine bessere Schlafqualität, die wiederum Angst und Panikattacken reduzieren kann.

Tanz und bewegungsintensive Hobbys: Tanzen oder andere bewegungsintensive Aktivitäten können nicht nur Spaß machen, sondern auch dazu beitragen, die Stimmung zu heben und Angstgefühle zu verringern. Wer lacht, der empfindet keine Angst.

Physikalische Gefäßtherapie: Technologien wie die BEMER®-Therapie können die Mikrozirkulation fördern und so die körperliche und geistige Leistungsfähigkeit steigern.

Infrarotkabine und Sauna: Wärmebehandlungen verbessern die Durchblutung, lösen Verspannungen und unterstützen die Entgiftung. Die angenehme Wärme beruhigt und entspannt zudem gestresste Nerven.

Wähle eine Bewegungsform, die du persönlich als angenehm empfindest und daher auch gerne regelmäßig ausführen willst. Die Kombination aus Bewegung und Entspannungstechniken kann einen positiven Einfluss auf die Bewältigung von Angstzuständen und Panikattacken haben.

Hole dir die Kraft durch Gebet, Meditation oder Kontemplation. Verbinde dich mit dem Göttlichen in dir, das jedem deiner Atome Leben schenkt! Erfahre, wie deine Kraft und dein schützendes Licht in und um dich herum erstarken. Deine Angstzustände werden in den Armen der Liebe in Freude und Mut transformiert. Oft ist der Sieg über die Angst für uns allein zu überwältigend. Doch der himmlische Lichtstrahl besiegt die Angst.

Die Kraft der Veränderung
Lebensstil und deine Gene

Unser Leben ist oft voller Stress und Hektik, was auf Dauer unser seelisches Gleichgewicht ins Wanken bringen kann. Sorge vor! Greife zu deinen ätherischen Ölen, die als natürliche Stimmungsaufheller dir selbst im Trubel des Alltags ein Lächeln auf die Lippen zaubern werden. Schon seit Jahrhunderten kennen die Menschen das Geheimnis der ätherischen Öle. Sie liebten es an einer Rose zu riechen und mit Blütendüften und Räucherwerk ihre Wohnstatt in einen Rosengarten zu verwandeln, um Körper und Emotionen positiv zu beeinflussen. Die Duftstoffe der Natur beeinflussen das limbische System – jenen Teil des Gehirns, der unsere Emotionen steuert.

Einfluss auf das limbische System: Denke etwa an das duftende Lavendelöl zur Beruhigung oder an Zitrusöle zur Steigerung der Energie und Konzentration. Stelle dir vor: Ein stressiger Tag liegt hinter dir. Du kommst nach Hause und ein sanfter Hauch von Lavendelduft umhüllt dich beim Betreten deiner Wohnung. Fast wie eine unsichtbare Decke legt sich die Ruhe über deinen gestressten Körper und Geist – und du fühlst deine Sorgen langsam davonschweben.

Erfreue dich an der Kraft der Natur und lasse diese alten Heilmittel einen Teil deines Lebens werden. Es ist erstaunlich, wie etwas so Einfaches wie der Duft eines bestimmten Öls deine Stimmung verbessern kann!

**Ätherische Öle sind mehr als nur angenehme Düfte;
sie haben die Fähigkeit,
uns angstfrei und glücklich zu machen.**

"Die Natur selbst ist die beste Apotheke."
- Paracelsus

Essen, Bewegen, Schlafen:
Das epigenetische Trio

Es ist nicht ungewöhnlich, dass wir uns nach einem langen Tag an der Arbeit oder nach einer stressigen Woche einen Moment gönnen, um tief durchzuatmen und uns zu entspannen. Aber wusstest du, dass diese einfachen Handlungen - Entspannen, Schlafen, aber auch Bewegung und unser tägliches Essen - alle mit unserer Genetik eng verbunden sind? Unser Lebensstil und unsere Gewohnheiten spielen bei der Gestaltung unserer Epigenetik eine wichtige Rolle!

Epigenetik bezeichnet Veränderungen in der Genaktivität und ist wie das Drehbuch für unsere Gene. Es sagt den Schaltstellen an den Genen wann und wie sie aktiviert werden sollen.

Unsere Umgebung und unser Lebensstil können dieses Drehbuch jederzeit neu schreiben.

Ernährung ist ein Beispiel dafür. Wissenschaftliche Studien haben gezeigt, dass eine Ernährung reich an Obst und Gemüse zu positiven epigenetischen Veränderungen führt. Eine Studie von Dr. Ornish zeigte sogar eine Verringerung des Prostatakrebsrisikos bei Männern, die ihre Ernährungsgewohnheiten änderten. Auch Bewegung hat einen Einfluss auf unsere Epigenetik. Regelmäßige körperliche Aktivität macht Endorphine frei und diese Freude bewirkt positive Veränderungen in unseren Genen. Ein einfacher Spaziergang im Park könnte also mehr sein als nur ein angenehmer Zeitvertreib. Eine leise Musik, die zu Herzen geht, ein gutes Buch zu lesen, seinem Hobby nachzugehen, sein Haustier zu verwöhnen, all das sind Dinge, die die Schalter der Gene für Glück und Harmonie einschalten.

Kapitel 8:

Blick in die Zukunft

"Die einzige Möglichkeit, die Zukunft vorherzusagen, besteht darin, sie zu gestalten."

\- Peter Drucker

Was uns morgen erwartet

Es ist eine einfache Wahrheit, die du dir selbst beweisen kannst: Deine Gene bestimmen nicht dein Schicksal.

Die Kenntnisse über Genetik haben in den letzten Jahren durch die Entdeckung und Erforschung der Epigenetik in der Wissenschaft eine radikale Veränderung erfahren.

Heute sieht man die Epigenetik wie eine zusätzliche Schicht (die Methylgruppen) auf unserem genetischen Code, die kontrolliert, welche Gene ein- oder ausgeschaltet werden. Was du isst, wo du lebst, mit wem du interagierst und sogar das Altern verursacht letztendlich chemische Modifikationen um die Gene herum. Bist du jung und tatenfreudig, werden sich deine Gene nach deinen Vorlieben und Neigungen richten. Und selbst im Alter können die Schalter an den Genen die Alterung verlangsamen, wenn du dich jung und glücklich fühlst.

Du bist der Dirigent deiner Gene!

Ätherische Öle spielen in diesem Prozess eine bemerkenswerte Rolle! Diese natürlichen aromatischen Verbindungen beeinflussen unser Epigenom in feinstofflicher Art und Weise, liebevoll duftend und oft ganz unbemerkt und bieten dadurch tiefe gesundheitliche Vorteile.

Ätherische Öle werden nicht mehr nur für angenehme Düfte und Entspannung verwendet; sie haben greifbare Auswirkungen auf die zelluläre Gesundheit!

Lavendelöl beispielsweise ist nicht nur beruhigend. Forschungen zeigen, dass es die Expression von Genen, die mit dem Immunsystem zusammenhängen, moduliert.

Ebenso schafft **Weihrauch** nicht nur eine spirituelle Atmosphäre; es beeinflusst die Genaktivität im Zusammenhang mit Entzündungen und Krebs.

Laut der *National Association for Holistic Aromatherapy* werden jedes Jahr etwa 250 neue wissenschaftliche Studien über ätherische Öle veröffentlicht. Dies zeigt die Aufbruchsstimmung in eine neue Zeit der Entdeckung individualisierter Heilungspraktiken. Die Morgendämmerung bricht an wo die Wissenschaft langsam beginnt, das Potenzial von ätherischen Ölen zu verstehen und anzuwenden.

Ätherische Öle haben ein Potential weit über das Erzeugen angenehmer Düfte hinaus; sie können die Genexpression positiv beeinflussen und so gesundheitliche Ergebnisse herbeiführen.

Es gibt zahlreiche Beweise, die diese Behauptungen unterstützen. In einer Studie, veröffentlicht durch *The Journal of Applied Microbiology*, wurde gezeigt, dass **Teebaumöl** die Genexpression in Methicillin-resistentem *Staphylococcus aureus* (MRSA) verändert und es somit anfälliger für Antibiotika macht.

In den weisen Worten von Dr. Bruce Lipton:

„Gene sind nicht Schicksal! Umwelteinflüsse einschließlich Ernährung, Stress und Emotionen können diese Gene modifizieren ohne ihren grundlegenden Bauplan zu ändern."

Und genau hier kommen ätherische Öle ins Spiel! Die Wissenschaft fragt: „Wie können wir die Kraft ätherischer Öle für die epigenetische Gesundheit nutzen?" Die Erkenntnis, dass ätherische Öle die Genexpression beeinflussen können, und das Wissen darüber, welche Öle für spezifische Probleme am besten geeignet sind, markiert den Beginn der Lösung.

Zum Beispiel wurde entdeckt, dass **Nelkenöl** Histondeacetylase (HDAC), ein Enzym, das an der Krebsprogression beteiligt ist, hemmt.

Fallstudien wie diese geben uns wertvolle Einblicke wie ätherische Öle zur Förderung der epigenetischen Gesundheit eingesetzt werden können. Die Forschung ist vielversprechend, steckt aber noch in den Anfängen.

Die Forschung zur Rolle von ätherischen Ölen in der Epigenetik steckt noch in den Kinderschuhen; vorläufige Ergebnisse deuten jedoch auf potenzielle Vorteile für das allgemeine Wohlbefinden hin.

Die Epigenetik ist ein expandierendes Feld. Aktuelle Statistiken prognostizieren, dass der globale Markt für epigenetische

Diagnosetests bis 2025 16 Milliarden Dollar erreichen wird - ein klarer Indikator für ihre bedeutende Auswirkung auf Gesundheitspraktiken weltweit.

Die Epigenetik stellt eine wichtige Grenze in der medizinischen Wissenschaft dar, für die in Zukunft ein erhebliches Wachstum prognostiziert wird.

Die Zukunft der Gesundheit: Epigenetik und ätherische Öle im Fokus

In der Zusammenführung von Epigenetik und ätherischen Ölen erkennen wir den Beginn einer neuen Ära in der Gesundheitsfürsorge und im persönlichen Wohlbefinden. Die Zukunft der Epigenetik und ätherischen Öle verspricht eine tiefgreifende Transformation unseres Verständnisses von Gesundheit und Krankheit. Wir stehen an der Schwelle, die Macht der Natur mit der Präzision der Wissenschaft zu verschmelzen, um individuell zugeschnittene Therapien zu entwickeln, die nicht nur Symptome behandeln, sondern an den Wurzeln beginnen – bei unseren Genen.

Vor uns liegt die Vision einer Medizin, die wahrhaftig personalisiert ist. Stellen wir uns vor, wie ätherische Öle, basierend auf unserem einzigartigen genetischen Code, maßgeschneidert eingesetzt werden, um präzise, auf unsere spezifischen Bedürfnisse eingehende, Veränderungen zu erleben. Durch die Entschlüsselung des epigenetischen Codes könnten wir in der Lage sein, die Expression unserer Gene so zu modifizieren, dass Krankheiten vermieden, Wohlbefinden gefördert und die Lebensqualität insgesamt um ein Vielfaches verbessert wird.

Um dieses Ziel zu erreichen, bedarf es einer neuen Generation von Forschern, Praktikern und Denkern – Menschen, die bereit sind, die Grenzen des Bekannten zu überschreiten, die mutig genug sind, Fragen zu stellen, für die es noch keine Antworten gibt, und die entschlossen genug sind, den langen, oft schwierigen Weg von der Theorie zur Praxis zu gehen.

Die Arbeit, die vor uns liegt, ist gewaltig, aber die Belohnung – eine Welt, in der jeder Mensch sein volles genetisches und epigenetisches Potential ausschöpfen kann – ist unermesslich. Als Forscher und Denker auf diesem Gebiet ist es unsere Pflicht und unsere Leidenschaft, diese Zukunft nicht nur zu imaginieren, sondern sie Wirklichkeit werden zu lassen.

Der nächste Evolutionsschritt

Die Menschheit auf dem Weg ins Goldene Zeitalter

Wenn du aus diesem Ratgeber nichts anderes mitnimmst als die Erkenntnis, dass du zu jeder Zeit aktiv an deinem Glück oder Misserfolg im Leben arbeitest

und jederzeit – jetzt – das Ruder herumreißen und selbst aus schwerster Krankheit wieder in die Balance kommen kannst, dann war die Mühe des Lesens nicht umsonst.

Willkommen im neuen Zeitalter der Medizinrevolution!

„Gesundheit auf Knopfdruck!"

Ein duftender Ausblick

"Die Natur ist die größte Apotheke."
- Carl Linnaeus

Bist du bereit, dein Leben in die eigene Hand zu nehmen? Willst du dich auch von Zwang und Unterdrückung ein für alle Mal lossagen und dein Leben nach deinen eigenen Vorstellungen in Freude und Glück leben?

Willkommen im Club der „Epigenetiker" – wo wir unsere Gene nach unserem freien Willen ein- oder ausschalten lernen. Wir programmieren unsere Gene mit dem, was wir in unserem Leben erwarten, sei es Friede, Gesundheit, Lebensfreude. Und besonders, wenn wir heute an Problemen leiden, ist es an der Zeit, mit Hilfe unserer Umwelt und besonders der Natur mit ihren reichhaltigen ätherischen Ölen, den Weg der Transformation zu beschreiten.

Der Weg des Bewusstseins: Das Anwenden ätherischer Öle kennen wir seit wir mit dem ersten Atemzug in dieses Leben getreten sind. Wir finden Düfte überall – seien es synthetische Giftstoffe oder duftende Naturessenzen; köstliche Naturkost, die voll von ätherischen Aromastoffen ist oder chemische Aromastoffe, die den Gaumen verführen und uns krank machen.

Also ist der einfache Weg, den wir jetzt beschreiten der, dass wir uns von dem Krankmachenden abwenden und mit ätherischen Ölen durch den Tag gehen, die uns Leben schenken.

Erinnere dich:

Laut einer Studie der *University of Maryland Medical Center* sind **über 90% aller Krankheiten** auf genetische Faktoren zurückzuführen – die wir ändern können.

Ätherische Öle können das genetische "Drehbuch" verändern.

- **Lavendelöl** reguliert Stressgene.

- **Weihrauchöl** wurde mit Tumorreduktion in Verbindung gebracht.

- **Nelkenöl** hemmt Enzyme, die an der Krebsprogression beteiligt sind.

- **Teebaumöl** verändert die Genexpression von MRSA, was sie anfälliger für Antibiotika macht.

Wir haben die Natur vor unserer Haustüre und alle Mittel an Hand, um unsere Gene zu transformieren: von Krankheit zu Gesundheit, von Alter zu Jugendlichkeit, von Langeweile zu Tatendrang, von Tränen zur Freude, von Einsamkeit zu Glück.

"Unsere größte Schwäche liegt im Aufgeben.
Der sicherste Weg zum Erfolg ist immer,
es noch einmal zu versuchen."
- Thomas A. Edison

Auf in eine „Neue Zeit"!

In herzlicher Verbundenheit,

Maria L. Schasteen

www.mariaschasteen.com
www.secretsofnature.org

"Die Tatsache, dass wir
Änderungen an unseren Genen vornehmen können,
ist eine der größten Entdeckungen der Wissenschaft."
- Dr. Bruce Lipton

Über die Autorin

Maria L. Schasteen ist ärztlich geprüfte Aromapraktikerin, Gründerin der Firma *Secrets of Nature* und Autorin der Bestseller Buchreihe *Duftmedizin*. Sie schaut auf eine über 25-jährige Erfahrung mit ätherischen Ölen zurück. Die duftenden Essenzen zum Wohle der Menschheit einzusetzen und das Wissen von der Heilkraft ätherischer Öle weiterzugeben ist ihr ein besonderes Anliegen.

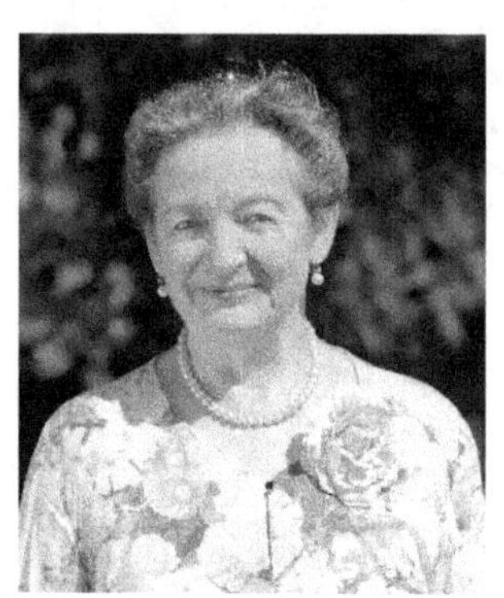

KONTAKT: www.mariaschasteen.com

Ressourcen:

Die Autorin hat eine umfangreiche Liste an Ressourcen, die helfen, mehr über eine Vielzahl von Themen zu erfahren, die in diesem Buch behandelt werden. Da wir jedoch ständig hilfreiche neue Informationen und Erkenntnisse finden, war es sinnvoll, diese Liste online zu stellen, wo sie regelmäßig aktualisiert werden kann.

Besuchen Sie die Webseite jederzeit unter:

www.secretsofnature.org

Anhang

Richtlinien zur sicheren Anwendung ätherischer Öle

Ätherische Öle und die Haut

Bei der Verwendung ätherischer Öle sollte immer eine Flasche mit reinem Pflanzenöl griffbereit sein. Bei Hautirritationen können somit sofort die ätherischen Öle mit Pflanzenöl verdünnt und gemildert werden. Im Notfall verwendet man Speiseöl aus der Küche.

Es genügen 1-2 Tropfen eines ätherischen Öls für eine Anwendung. Je mehr es verdünnt wird, desto milder und für die empfindliche Haut verträglicher ist es. Man vermeidet das direkte Auftragen sogenannter 'heißer' Öle wie Oregano, Zimt und Nelke auf die Haut oder verdünnt diese Öle besonders stark.

Richtlinien zur Verdünnung ätherischer Öle für Babys, Kinder und empfindliche Personen			
Milliliter		**Esslöffel**	
0,5%	3 Tropfen ÄÖ per 30 ml Pflanzenöl	0,5%	1 ½ Tropfen ÄÖ per EL Pflanzenöl
1%	6 Tropfen ÄÖ per 30 ml Pflanzenöl	1%	3 Tropfen ÄÖ per EL Pflanzenöl

Wie bekommt man ½ Tropfen ätherisches Öl? Man steckt einen Zahnstocher in das Ölfläschchen und rührt damit Speisen um.

Augen und Ohren schützen

Man vermeidet den Kontakt mit Augen oder empfindlichen Hautstellen. Wenn ein ätherisches Öl in die Augen gelangt, sollte es nicht mit Wasser, sondern mit reinem Pflanzenöl behandelt werden. Ätherische Öle werden nicht direkt in den Ohrkanal gegeben.

Auf Allergieanfälligkeit testen

Bei Neigung zu allergischen Reaktionen sollte man immer zuerst eine geringe Menge eines ätherischen Öls an der Innenseite des Unterarmes oder in der Armbeuge austesten, bevor die Öle auf andere Körperstellen großflächig aufgetragen werden.

Die sicherste Anwendung: Fußsohlen

Die Fußsohlen sind eine der sichersten und effektivsten Körperstellen, an denen Öle aufgetragen werden können. Wenn man nicht weiß, wo ein ätherisches Öl angewandt werden soll, dann bieten sich immer die Fußsohlen an. Das Öl, auf die Fußsohlen aufgetragen, geht direkt über die Blutbahn zu der Stelle im Körper, wo es gebraucht wird.

Direkte Sonnenbestrahlung und Zitrusöle

Zitrone, Bergamotte, Limette und andere Zitrusöle können eine Hautreaktion oder Pigmentierung hervorrufen, wenn die Haut nach dem Auftragen dieser ätherischen Öle dem Sonnenlicht oder UV-Bestrahlung ausgesetzt wird. Daher sollte man die Haut mindestens 24 Stunden lang nach dem Auftragen eines Zitrusöls vor direkter Bestrahlung schützen. Um Zitrusöle dennoch zu nützen, könnte man sie auf die Fußsohlen auftragen.

Photosensitive ätherische Öle:		
Angelika	Bergamotte	Bitterorange
Grapefruit	Kümmel	Limette
Petitgrain	Raute	Zitrone

Kinder und ätherische Öle

Man bewahrt ätherische Öle außerhalb der Reichweite von Kindern auf. Obwohl und weil Kinder ätherische Öle lieben, sollten wir bei der Anwendung besondere Aufmerksamkeit walten lassen. Für Kinder sollten ätherische Öle immer mit reinem Pflanzenöl stark verdünnt werden. Öle, die einen hohen Mentholgehalt aufweisen, wie etwa Pfefferminze, dürfen bei Kindern unter sieben Jahren nicht im Halsbereich angewendet werden, damit es nicht zu Atemnot kommt. Besonders milde Öle für Kinder sind Teebaum und Elemi. Mandarine ist ein Öl, das Kinder absolut lieben.

In der Schwangerschaft

Frauen, die ätherische Öle gerade erst kennenlernen, sollten während der Schwangerschaft keine Experimente mit ätherischen Ölen machen. **Ätherische Öle wirken mitunter stark reinigend, eine Eigenschaft, die man während einer Schwangerschaft nicht unbedingt wünscht.** Außerdem besitzen sie eine hormonähnliche Wirkung, wie unter anderem Muskatellersalbei, Salbei, Rainfarn, Wacholder und Fenchel.

In der Schwangerschaft sollte man prinzipiell immer vor der Anwendung ätherischer Öle mit dem behandelnden Arzt sprechen.

Körperliche Beschwerden

Bei Krampfanfällen, Epilepsie und hohem Blutdruck sollte man vor der Anwendung ätherischer Öle immer mit dem behandelnden Arzt sprechen. **Ysop**, **Fenchel**, **Rainfarn** oder **Salbei** sollten dann **nicht** verwendet werden. Wenn Medikamente eingenommen werden, sollte die Anwendung ätherischer Öle immer mit dem Arzt abgeklärt werden, denn sie könnten die Medikamente potenzieren.

Ein Emulgator für ätherische Öl

Ätherische Öle sollten nicht unverdünnt direkt ins Badewasser gegeben, sondern immer vorher mit einem natürlichen Bad Gel, mit Salz, Honig oder Sahne zum Emulgieren vermischt und so verwendet werden. Dabei setzt man das ätherische Öl erst kurz vor dem Baden dem Badewasser zu, damit durch die Wärme das ätherische Öl seine volle Wirkung entfalten kann und nicht vorzeitig verdampft. Das Emulgieren ist deshalb notwendig, weil sich die ätherischen Öle mit Wasser nicht verbinden und deshalb an der Oberfläche schwimmen würden.

Ätherische Öle und unsere Haustiere

Mensch, Tier und Pflanze sind „aus demselben Stoff" gemacht. Daher profitieren auch Haustiere von ätherischen Ölen. Weil Tiere einen viel ausgeprägteren Geruchssinn haben, müssen ätherische Öle je nach Größe des Tieres extrem stark verdünnt werden. Synthetisches Teebaumöl kann für Katzen tödlich sein. Daher achtet man unbedingt auf die Qualität der verwendeten Öle.

Aufbewahrung ätherischer Öle

Die Öle werden immer fest verschlossen und lichtgeschützt in dunklen Glasfläschchen bei Zimmertemperatur aufbewahrt. So können ätherische Öle ihre Kraft über viele Jahre bewahren. Wurde ein Ölfläschchen einmal im heißen Auto vergessen, sollte es nicht geöffnet werden. Die kostbaren Lebensessenzen würden sich dadurch verflüchtigen. Man lässt es vor dem Öffnen auf Raumtemperatur abkühlen.

Während dampfdestillierte Öle nahezu unbegrenzt haltbar sind, haben Ölmischungen mit einem Pflanzenölanteil eine kürzere Lebensdauer, obwohl die ätherischen Öle die Lebensdauer des Pflanzenöls stark verlängern. Kalt-gepresste Zitrusöle sind nach dem Öffnen des Fläschchens etwa ein Jahr lang haltbar und werden dann ranzig.

Wichtig ist die Qualität ätherischer Öle

ACHTUNG: Es gibt viele ätherische Öle am Markt. Manche sind gesundheitsschädigend, weil sie mit synthetischen Zusätzen verfälscht oder gar 100% synthetisch hergestellt werden. Manche sind wohlmeinend destilliert, operieren aber ohne den wissenschaftlichen Hintergrund und die notwendigen Analysen, die chemische Rückstände im fertigen Öl aufdecken würden. Daher sind diese ätherischen Öle für den bewussten Öle-Anwender wertlos. Man verwendet ausschließlich ätherische Öle, die nach dem höchsten Standard hergestellt und die „Natur pur" sind! Im Zweifelsfall fragt man nach.

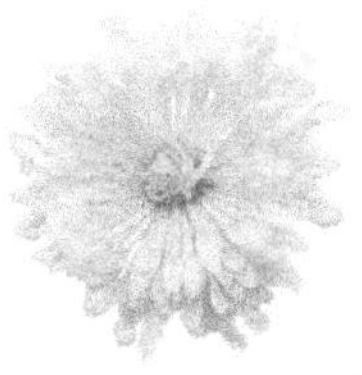

Ressourcen

Zur Aromatherapie Meisterklasse

—> mariaschasteen.com/zur-aromatherapie-meisterklasse

Hier erwarten dich gratis eBooks, Videos, Kursinformationen und alles, was du über ätherische Öle wissen möchtest.

Unser Affiliate Programm

—> www.mariaschasteen.com/affiliate-programm
Für Wiederverkäufer der Bücher bieten wir 40% Rabatt an.

Hast du Fragen? Kontaktiere mich!

—> www.mariaschasteen.com/kontaktieren-sie-mich/

Ich bin für dich da!

Das ätherische Öle Standardwerk

—> *Essential Oils Integrative Medical Guide*, D. Gary Young

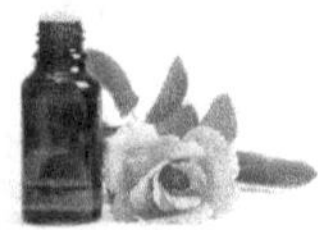

Bücher von Maria L. Schasteen

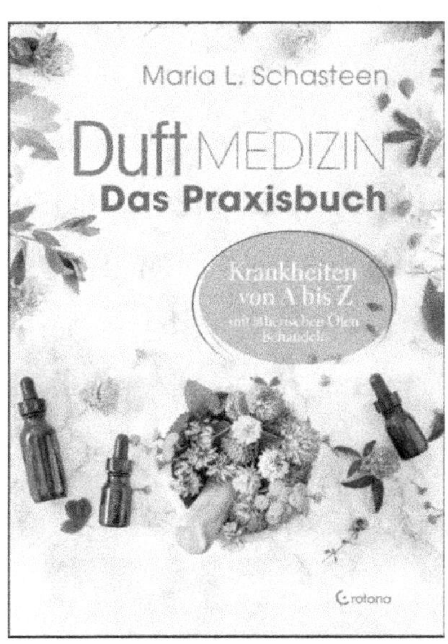
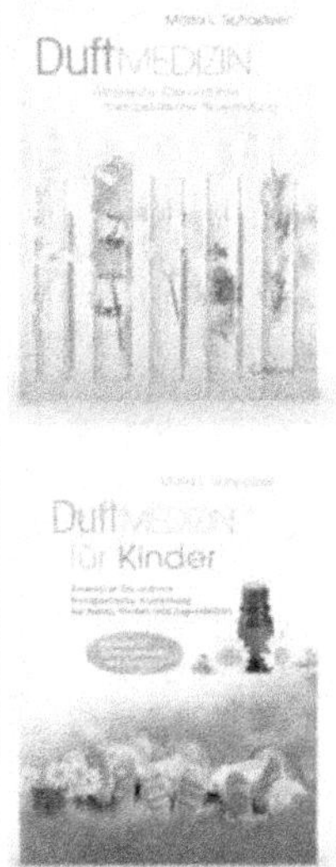
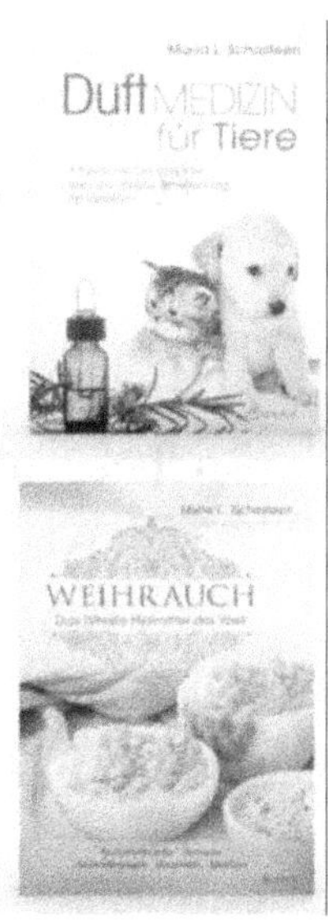

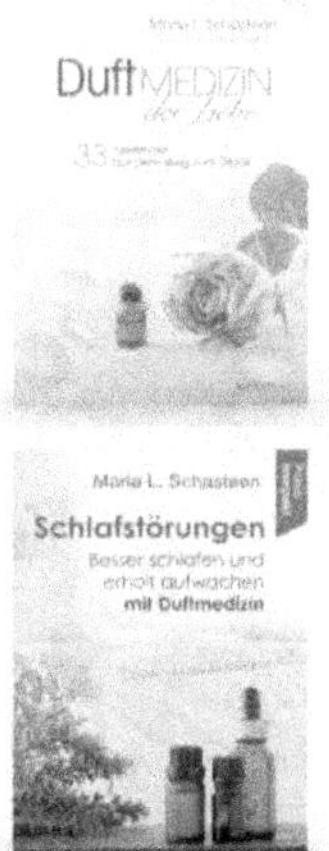
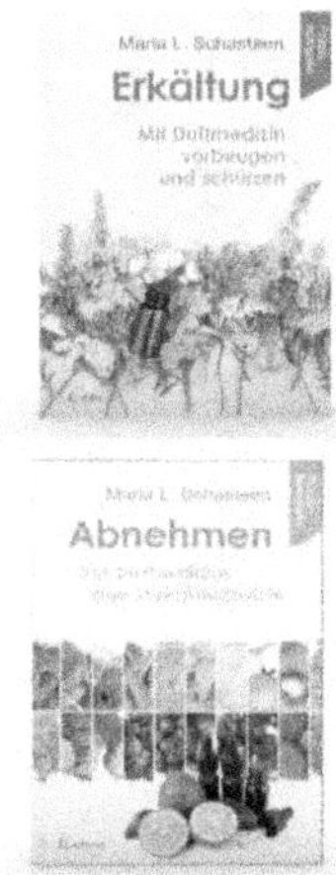
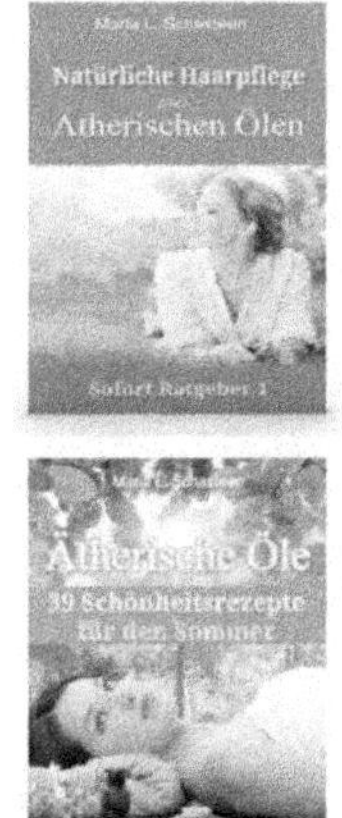
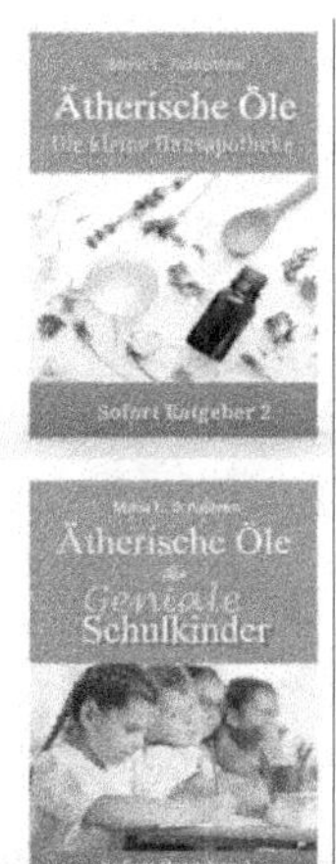

… und viele mehr

www.mariaschasteen.com

Das kostbarste Geschenk

„Überall im Himmel und auf der Erde ist kein Name mächtiger als *HU*. Es kann das leidende Herz in einen Tempel des Trostes anheben. Ein Begleiter in der Not ist es gleichermaßen ein Freund in Zeiten des Wohlergehens. Und ist es da noch verwunderlich, dass *HU* das kostbarste Geschenk von Gott an die Seele ist.“

Harold Klemp, *Der Ton der Seele*